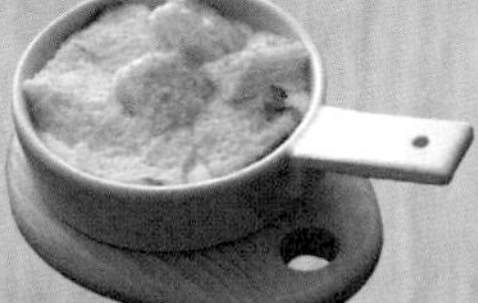

撫慰身心、恢復健康的

100道特效食譜

〔醫學博士〕石川みずえ &〔營養管理師〕岩﨑啓子 著／葉韋利 譯

ちょっと具合のよくないときのごはん

前言

有時候「雖然沒生病，就是覺得身體不太舒服」。有可能是快感冒了，頭重重，沒什麼胃口，精神不濟……狀況因人而異，而且每次也不盡相同。

日本人經常是得確定身體有狀況，覺得可能是生病了，才肯上醫院。如果能像外國，多一些這類情況時可諮詢的機構就好了，但這就跟醫療上的城鄉差距一樣，目前只有少數分布在大都市。

覺得「身體狀況不太好」時，先檢視一下自己的日常生活習慣。背後一定有什麼原因，像是睡眠、運動不足，作息不規律等等。

其中還有一個重點，就是飲食。人類每天都得吃東西才能活下去，不過，也不是永遠吃同樣的東西就好，重要的是配合當下的身體狀況，藉此讓身體復原、並維持健康，也就是和所謂的「食療養生」息息相關。

每個做菜的人，在烹調時應該都會投入滿滿的愛，「不要緊吧？快恢復健康！」，注入這股體貼的情緒，就成為所謂的「調養餐」了。

本書是由平日鑽研食療養生的醫學博士石川みずえ，與擅長規劃營養均衡家常菜的料理家岩﨑啓子，攜手設計出理想的餐點、打造出的一本「調養餐」食譜。

根據身體狀態及情境，設計出當下身體所需的食物。有些很簡單，也有一些是搭配有益身體的食材做出的創意料理。

現在就去尋找身體所需要的飲食吧！

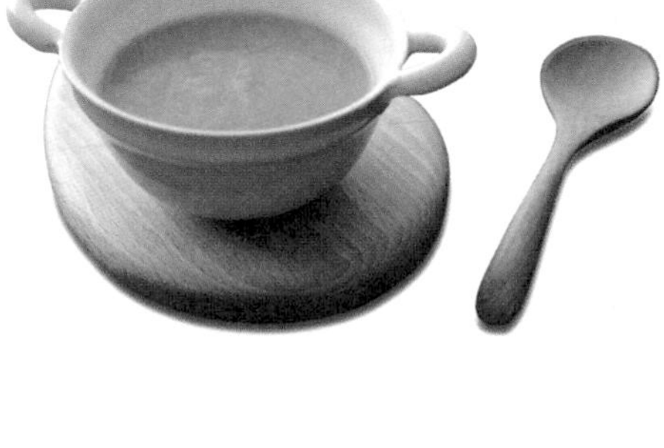

目錄

PART 2 食慾不振 33

PART 3 腸胃不適 45

PART 4 便祕引起的不適 61

養生專欄

本書使用說明

1 杯＝ 200cc、200ml　1 大匙＝ 15cc、15ml　1 小匙＝ 5cc、5ml

本書使用的微波爐是 600W 的機種。

烤箱根據使用的機種不同，烤好的時間也略有差異，請依照實際狀況斟酌。

※ 份量的標記以方便製作為主。

※ 本書介紹的料理僅為舒緩症狀，並不能根本治療。

※ 請根據當下的狀況調整料理的份量與加熱時間。

導讀

不舒服時該吃什麼才好？

身體不舒服跟生病的差別在於：能否靠食療恢復健康，還是需要服藥？

——石川みずえ

在東洋醫學中，會將真正生病之前的階段稱為「未病」。「雖然不是病，身體卻不太舒服」的狀況，就算是年紀輕輕、很健康的人，在身體狀態不佳時也會遇到。像是工作忙碌，沒時間好好休息、疲勞累積、身體虛冷染上感冒，遇到這種狀況時不能倚靠藥物治療，只能憑藉身體具備的自癒能力。

我們在維持體能時，少不了的就是飲食，而能夠激發出自癒能力的方法就是「食療養生法」。例如自古罹患感冒就喝葛湯、吃壞肚子就吃白粥配醃梅乾，這些都是日本人在調整身體狀況方面的智慧結晶。

遇到身體狀況不好的患者，我也會問他平常吃些什麼，有問題的話就給予飲食上的建議。因為即使當場改善了不適，卻沒有從根本調整日常的飲食生活，身體的不適只會反覆出現。

食用使用大量添加物加上高鹽分的市售熟食及便當，或是吸收錯誤瘦身資訊採取不均衡的單一飲食，在幾近絕食之下只有偶爾吃點零食……這樣的年輕人並不少。現在到處充斥著調理食品，而且24小時隨時都買得到，也許身體反而因此感到飢餓呢。

當身體不舒服時，更要使用好的食材，讓身體吸收到食物具備的效果。我有很多機會接觸到將近百歲的老人家，他們的食量常令我大感吃驚。相反地，吃得比一般食量要少的話，經常會成為發覺身體狀況有異的原因。這也讓我深深體會到，「飲食就等於生命力」的道理。

檢視當天的身體狀況
再來考量食物最理想

——岩﨑啓子

飲食，對人類來說是每天非常非常重要的行為之一。對於維持生命來說不可或缺，同時也是邁向健康的第一步。「肚子餓了」、「等不及要吃飯」、「用餐時間好開心」……這樣的情緒都代表身體很健康，身體就是這樣藉由食慾發出各種訊息。反過來說，身體不舒服時，最先出現的徵兆就是沒胃口。這種狀況下，如果連水分都沒補充，就會引發可怕的脫水症狀，千萬要小心。

或許有人認為，在身體狀況不好時更要補一下，但其實在真正「想吃」之前，只要飲用運動飲料之類的流質，適度補充水分、鹽分、糖分就沒問題。等到身體狀況稍微好一點，再來攝取一些使用營養食材製作的料理。另外，如果有人煮給自己吃當然很好，但對於獨居的人或主婦來說，就算身體再不舒服大多也得自己動手做。這種狀況下，大原則就是盡量使用較少種類的食材簡單做出滋補的料理。而且有時候吃完飯要收拾也很辛苦，所以也盡可能減少需要清洗的東西。跳過一切困難的步驟，只要簡單瞄一下食譜就能做。書中的菜色就是在這樣的考量下設計而成。

蘋果汁、粥類、烏龍麵，其中也有非常簡單的食物，但正是在這種狀況下該吃的食物，才會列出來介紹。疲勞、需要活力的時候，則要吃有點份量的食物。不過還是要自己動手做才能調整想吃的量，以及想要的口味，尤其是身體不舒服的時候，能有這樣的食物更令人安心。事實上，最理想的狀況就是每天檢視自己的身體後，再來挑選食材，但只要別太逞強、保持愉快的幸福心情，光是這樣身體狀況應該也會有所改善喔！

健康食談

第一養生！第二藥物!!

石川みずえ×岩﨑啓子

身體不舒服時，獲得建議就能感到安心

岩﨑 有時候沒什麼特別原因，但就是覺得狀況不太好啊！

石川 對對對！就連吃東西都覺得好麻煩，而且做什麼事都提不起勁。

岩﨑 這種狀況也還不到上醫院的程度吧？不知道該算哪個階段，真傷腦筋。

石川 每間教學醫院或專科診所都不太一樣，如果是鄰里醫院，能附設類似提供建議的單位可能會好一點。

岩﨑 像是接受諮詢的地方嗎？

石川 事實上，雖然我是內科醫生，但經常會有患者找我商量在營養或飲食上的問題，我也盡量給他們建議。有時候患者覺得一一筆記飲食內容很麻煩，我就請他們用手機拍下照片，然後我再針對這些內容告訴他們該怎麼改善。

這麼一來也能了解患者的食量，比較容易給建議。

岩崎 能提供這麼深入的諮詢，對患者來說好理想！對健康也很有幫助！

無論什麼料理都要考量到身體

石川 岩崎女士的料理多半都會考量到身體健康的問題，應該有很多人希望獲得妳在飲食上的建議吧？

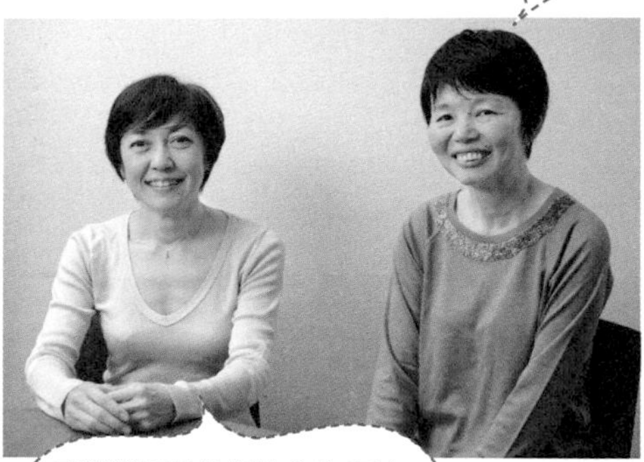
醫療與飲食，兩者合而為一更令人放心。
感覺就是現代版的食物療法，尤其可以減輕精神上的不適！

岩崎 不過，因為沒有面對面的場合，我多半還是透過書籍、電視這些媒體表達意見。

石川 妳在設計菜單時，會比較重視食材的營養而把口味放在其次嗎？

岩崎 營養固然重要，但調味上我也很留意。因為就算再有營養的東西，要是不好吃也激不起食慾。這麼一來，吃了也不會健康。口味其實也是營養的一環。

用飲食打造健康身體的基礎

石川　無論什麼料理都可以作為食療養生的材料。

岩崎　但從醫生的角度來說，難道不會覺得該服用藥物而非倚靠飲食來維持健康嗎？

石川　每個人的看法不同，我的話，會認為應該先以飲食打造健康的身體，但是當這個基礎出現動搖的時候，就該投以藥物治療。

岩崎　太好了！跟我的想法一樣！

感冒

PART 1

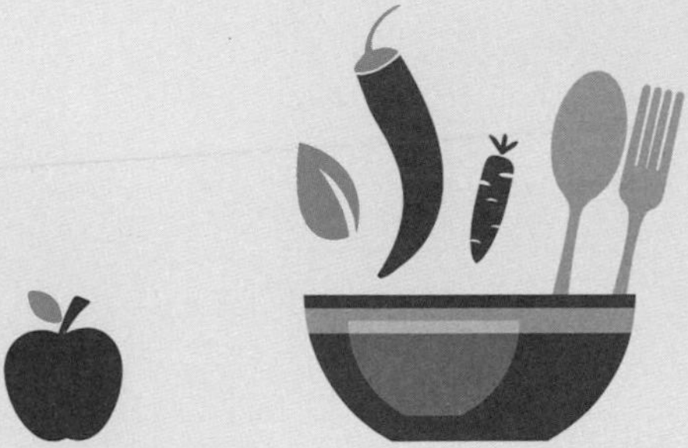

感冒

身體健康、抵抗力強的時候，即使吸入了空氣中的病毒，也有能力與其對抗。反過來說，當身體虛弱時，病毒就會入侵體內。

病毒從鼻子進入後，黏膜在企圖將病毒驅出的狀況下，就會流鼻水或打噴嚏來嘗試抵抗。這就是以鼻子症狀為主的感冒。要是病毒進入到喉嚨，就會出現痰或是以咳嗽來抵抗。萬一病毒仍舊在體內陸續增生，還會造成發燒、全身懶洋洋的症狀，鼻子跟喉嚨發炎的狀況也會愈來愈厲害。

事實上，醫生治療感冒所開的感冒藥，都無法根治造成感冒的病毒。那些藥只有讓流鼻水、咳嗽、發燒等惱人的症狀稍微減緩的效果。最後能打倒病毒的，只有自己的身體。

首先，讓虛弱的身體靜下來休息、保持體力。接下來積極攝取讓身體溫暖、容易消化，及強化黏膜等富含維他命C的食材，培養對抗病毒的力氣。身體狀況一旦恢復，就以含有維他命B的食材來增進體力。當然，補充充足的水分來預防脫水症狀也很重要。

食材重點提示

以能溫暖身體、富含維他命 C 的食材為主，且要配合身體的症狀選用。

溫暖身體

長蔥……硫化物具有強力殺菌效果
薑……薑油促進血液循環
大蒜……提高免疫力，促進血液循環
蓮藕……黏滑成分的黏液質滋補強身

富含維他命 C

白菜……對虛弱的腸胃很溫和
檸檬……發揮預防風寒的效果
柳橙．柑橘……有甜味可以直接食用
葡萄柚……新鮮果汁有效預防風寒
奇異果……預防風寒，消除疲勞

維他命 B

豬肉……含維他命 B1 有助恢復體力

讓身體降溫．退燒

葛粉……有退燒的效果
番茄……增強免疫力與黏膜組織
小黃瓜……含有豐富水分可讓身體降溫
豆腐……具有讓身體降溫的效果

其他

蜂蜜……對喉嚨很好
薄荷……有效舒緩鼻塞

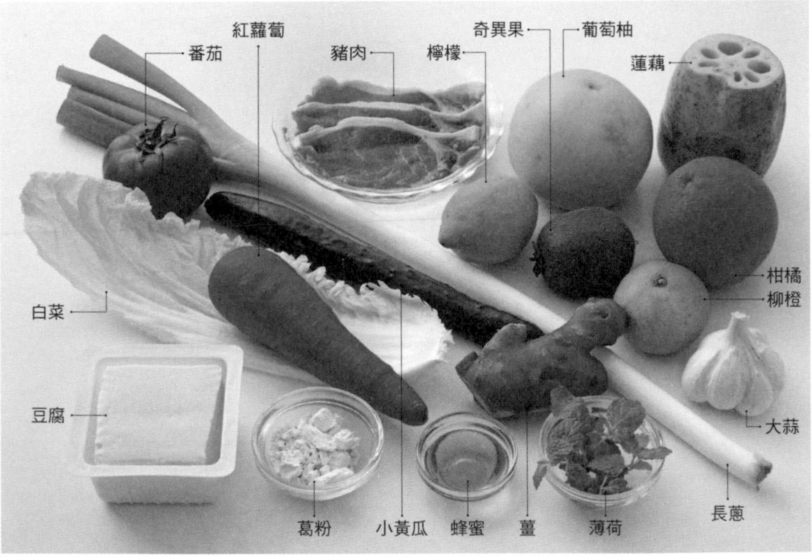

什麼都吃不下
的時候

柑橘葛湯

在具有解熱退燒效果的葛湯中，
加入富含維他命 C 的柑橘。

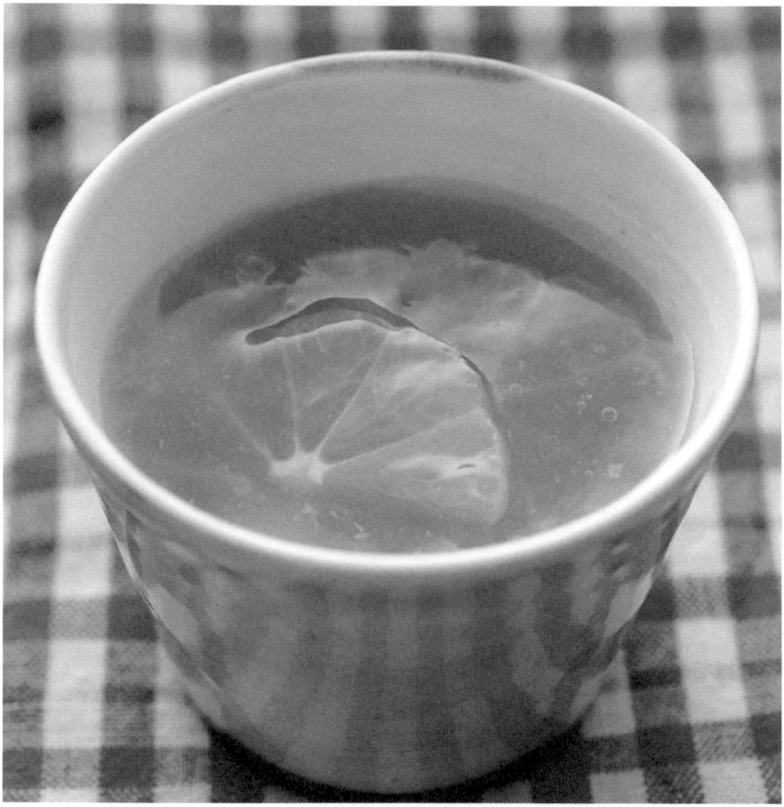

材料（2 人份）

柑橘……4 顆
葛粉……20g
蜂蜜……2 小匙
薑汁……2 小匙
熱水……1 又 1/2 杯

作法

1 柑橘 2 顆榨汁，其餘的削皮切成半月形。
2 在鍋子裡加入葛粉、熱水混合，從中火再轉到小火加熱，一邊攪拌。
3 在 2 中加入蜂蜜、柑橘果汁混合，最後再加入柑橘果肉及薑汁。

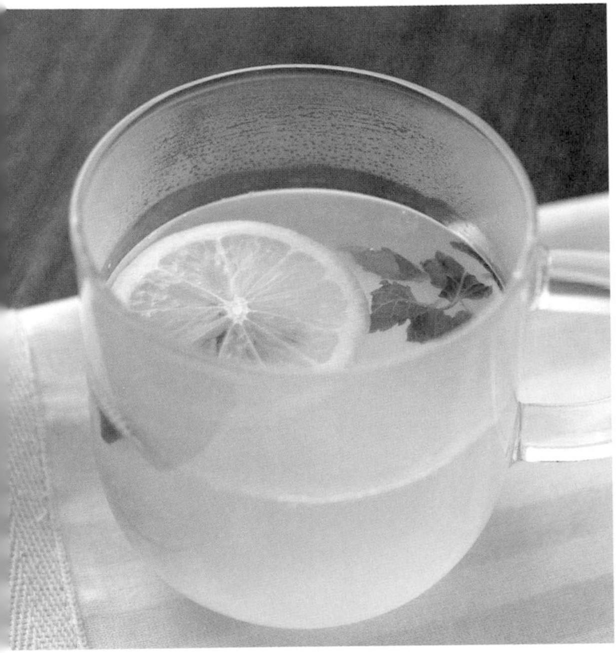

熱薄荷風味檸檬水

喉嚨痛時，最適合喝檸檬蜂蜜飲！

材料（2 人份）

檸檬汁……1 顆的份量
蜂蜜……4 小匙　薄荷……8 片
熱水……1 又 1/2 杯

作法

1 在耐熱玻璃杯或杯子裡加入檸檬汁、蜂蜜攪拌。
2 加入薄荷葉，倒入熱水攪拌。

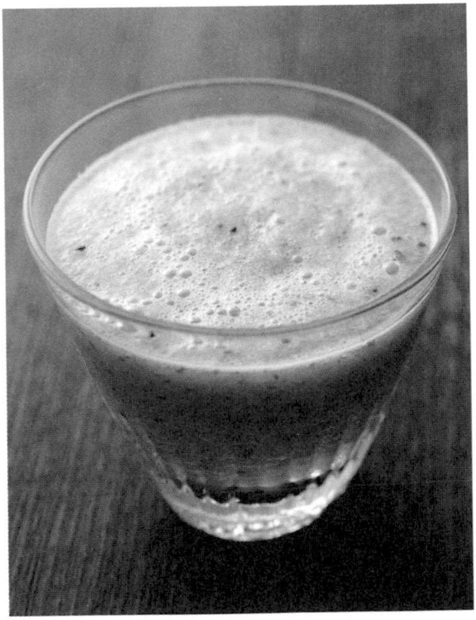

綠色果汁

含有滿滿維他命 C 的果汁，加上解熱的蔬菜，調製出清爽的口味。

材料（2 人份）

奇異果……2 顆　葡萄柚……1 顆
小黃瓜……1/2 根

作法

1 奇異果削皮，黃瓜切成小塊，葡萄柚去皮取出果肉。
2 將 1 的材料用果汁機攪拌均勻。

紅蘿蔔柳橙汁

用紅蘿蔔＋柑橘果汁來提高免疫力。

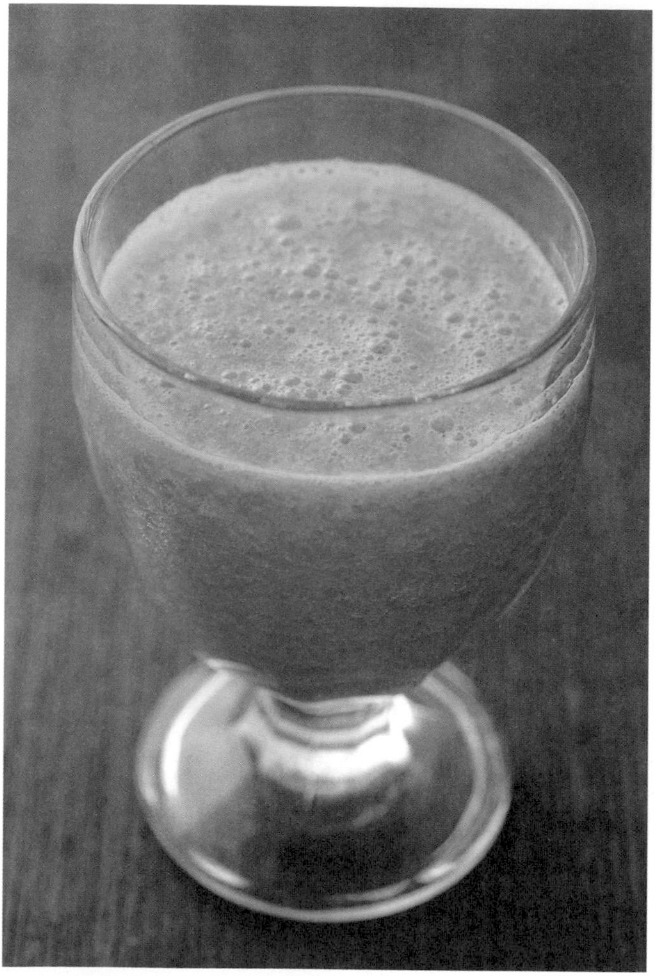

材料（2 人份）

紅蘿蔔……1/2 根
柳橙……2 顆
檸檬……1/4 顆

作法

1 紅蘿蔔切塊，柳橙剝皮切成一口的大小，檸檬剝皮。
2 將 1 用果汁機攪拌。

馬鈴薯大蒜蛋花湯

以馬鈴薯為主食的這道湯，
能增強因感冒變弱的黏膜！

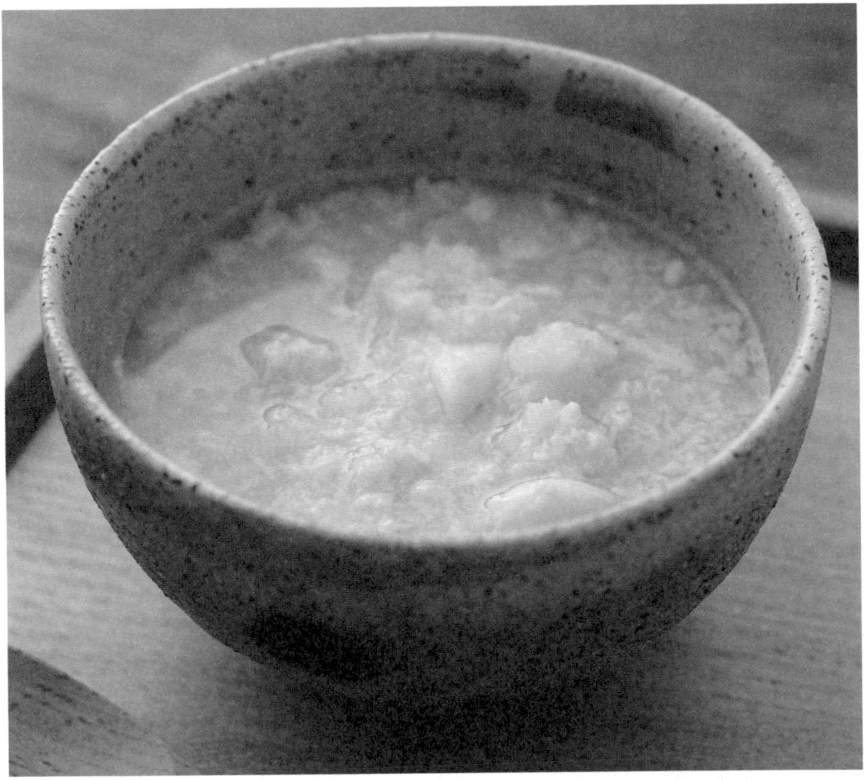

材料（1 人份）

馬鈴薯……2 顆
大蒜……2 瓣
高湯塊……1/2 塊
水……2 杯
鹽、胡椒……各少許
蛋……1 顆
帕瑪森乳酪……1 小匙

作法

1 馬鈴薯切成一口大小，大蒜切半。
2 鍋子裡加入 1、水、高湯塊，蓋上鍋蓋加熱。煮沸之後調成小火，繼續燉煮約 20 分鐘。
3 將鍋子離開爐火，把湯料壓成粗泥。
4 再次加熱，用鹽、胡椒調味，最後淋入加了帕瑪森乳酪的蛋液。

燉煮豆腐

具有解熱效果的豆腐，
加熱後也能發揮保暖效果！

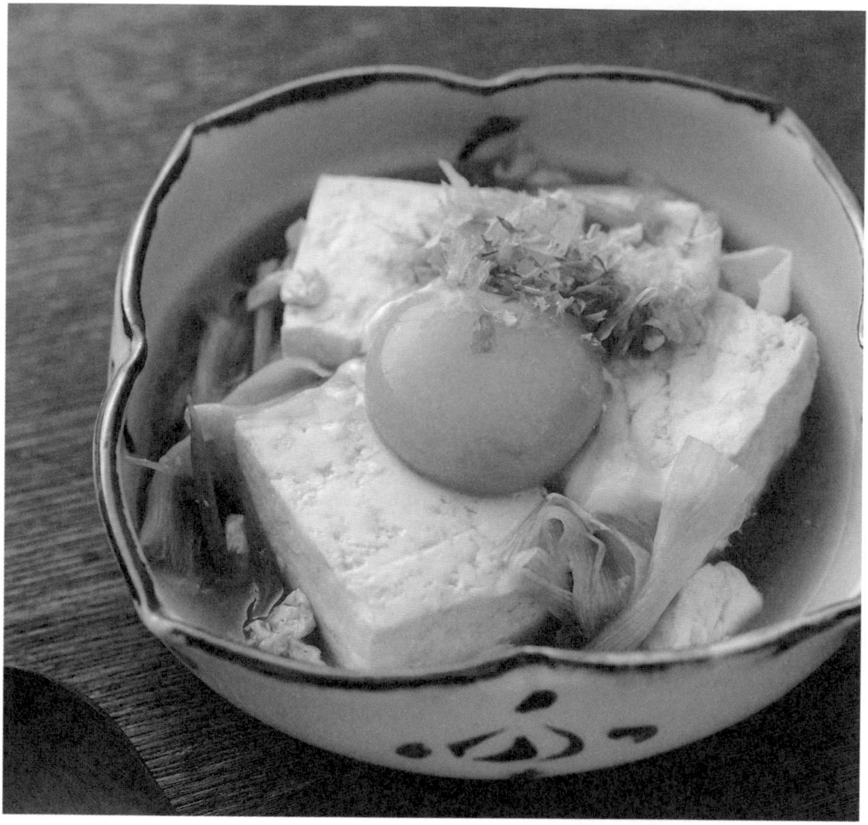

材料（1 人份）

木棉豆腐……1 塊（300g）
長蔥……1 根
蛋……2 顆
柴魚片……1/4 包
醬料……高湯 1/2 杯，味醂、醬油各 1 大匙

作法

1 將豆腐切成較大的方形，蔥則斜切成薄片。
2 鍋子裡加入醬料煮沸，再加入 1 並蓋上鍋蓋。煮沸後調成小火再煮 7～8 分鐘。
3 加顆蛋，煮到自己喜歡的硬度。
4 把 3 盛裝進容器中，撒上柴魚片。

芡汁烏龍麵

溫和的葛粉芡汁，
讓虛弱的身體吃好一點。

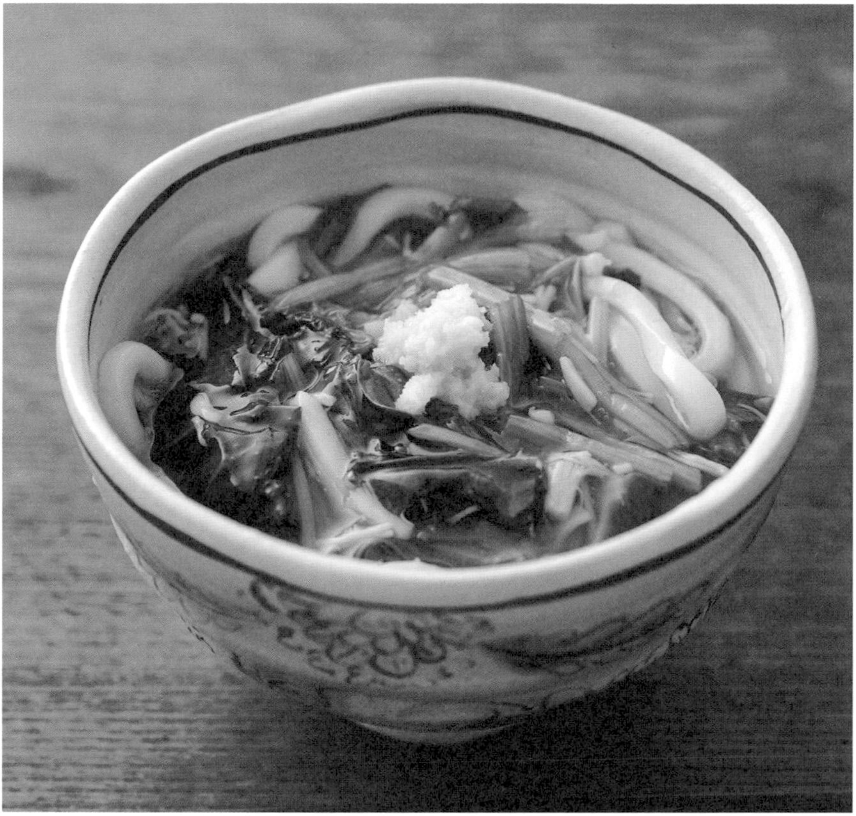

材料（1 人份）

熟烏龍麵……1 球　菠菜……150g
干貝（罐頭）……（小）1 罐
葛粉……2 大匙　水……4 大匙
薑泥……10g
醬料……高湯 3 杯，味醂 1 大匙，醬油 2 大匙

作法

1 菠菜汆燙後，切成 3cm 的長段。
2 鍋子裡加入醬料煮沸，將干貝連同湯汁一起加入。接著加入溶於水的葛粉，邊攪拌邊用小火煮 4 ～ 5 分鐘，最後放入菠菜。
3 在另一只鍋子裡煮烏龍麵，瀝乾水分，放進大碗裡倒入 2，最後加上薑泥。

雞湯鹹粥

醬油、蔥、大蒜，讓雞肉更夠味。

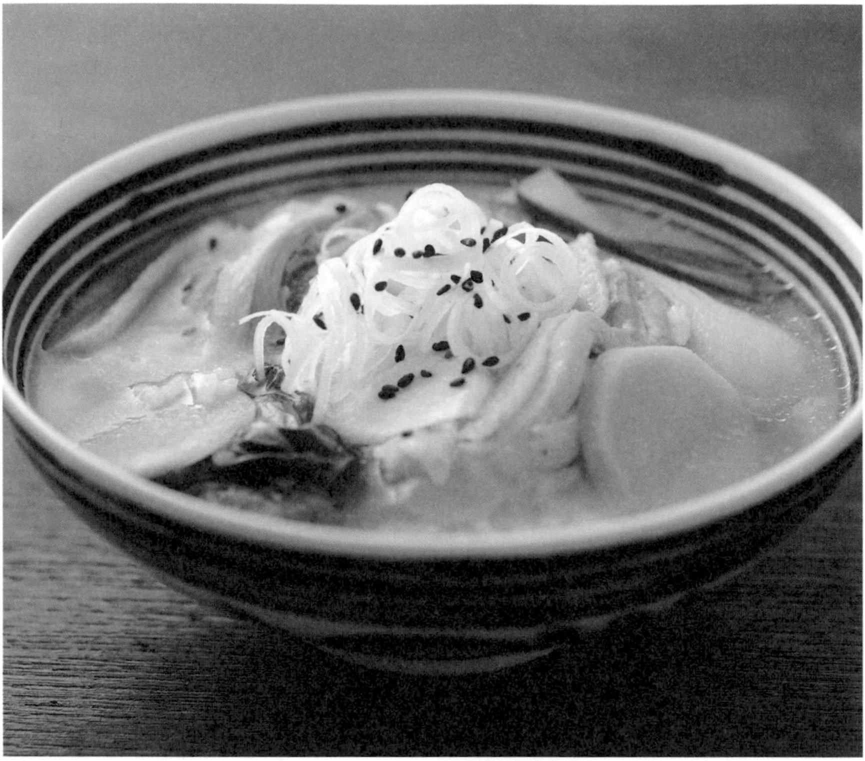

材料（1 人份）

帶骨雞肉切塊……4 塊　薑……20g
長蔥……1/2 根　大蒜……1/4 瓣
水……3 杯　酒……1 大匙
青江菜……1 株　白飯……200g
鹽……1/3 小匙
醬料……長蔥切成 4cm 的長度，少許黑芝麻

作法

1 薑切成薄片，長蔥切成四等分。
2 鍋子裡加入水、酒煮沸後，加入雞肉、大蒜、1，蓋上鍋蓋加熱。煮沸後調成小火，燉煮約 20 分鐘。
3 將切成 3cm 長的青江菜、白飯加入 2，小火煮 4 ～ 5 分鐘後加點鹽調味。
4 盛到碗裡，撒上醬料。

雞肉蓮藕泥湯

蓮藕在溫暖身體的同時，也能抑制咽喉發炎。

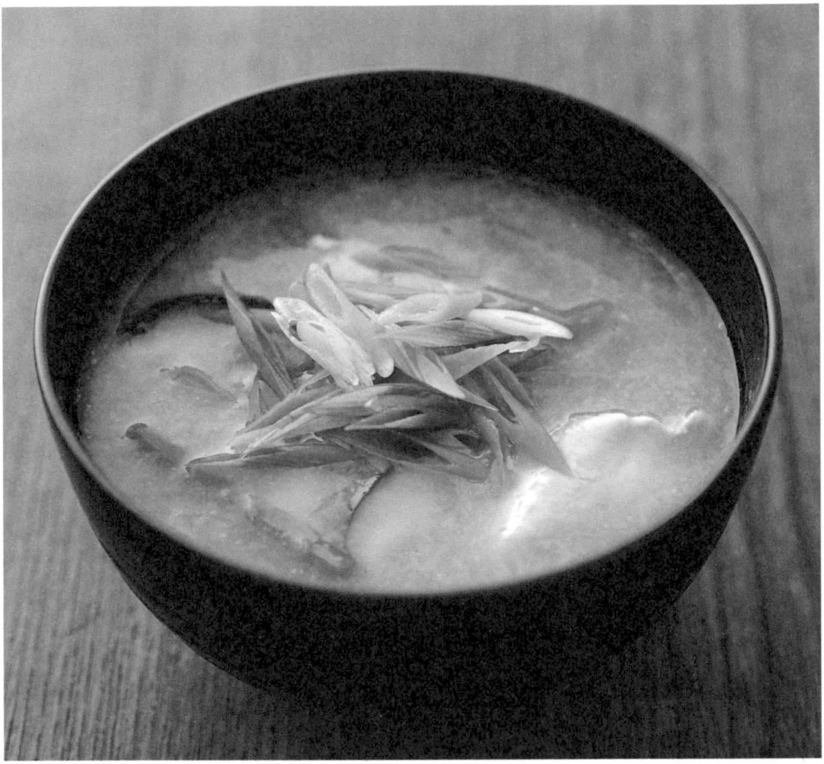

材料（1 人份）

紅蘿蔔……40g
香菇……1 朵
蓮藕……100g
雞里肌肉……2 條
酒……1/2 小匙
高湯……2 杯
鹽……1/4 小匙
醬油……1/2 小匙
萬能蔥……3 根

作法

1 紅蘿蔔切片，香菇去柄切成薄片。雞里肌肉挑掉筋，切成斜片，撒少許鹽（標示份量之外）跟酒拌勻。
2 蓮藕磨泥。
3 在鍋子裡加入高湯、紅蘿蔔加熱，煮沸之後加入雞里肌肉、香菇，蓋上鍋蓋用小火煮約 10 分鐘。加入蓮藕再煮約 3 分鐘，用鹽、醬油調味。
4 盛到碗裡，撒上斜切的萬能蔥。

增強體力

三品常夜鍋

將發揮抗風寒效果的食材，
放入以日本酒為湯底的鍋中燉煮。

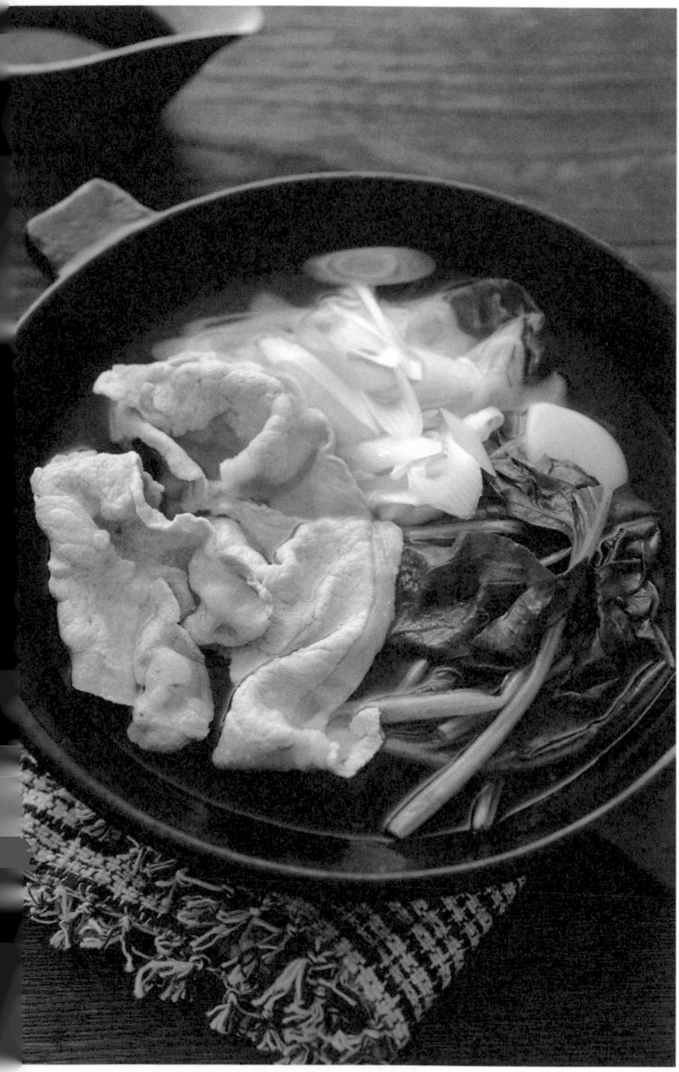

材料（1 人份）

火鍋用豬肉片……150g
長蔥……2 根
菠菜……200g
椪醋醬油……適量
醬料……大蒜 1/2 瓣，酒 1/4 杯，水 4 杯

作法

1 長蔥斜切成段，菠菜切成一半的長度。
2 在鍋子裡加入醬料，煮沸後加入豬肉、長蔥、菠菜用小火加熱。
3 沾著椪醋醬油吃。

青花菜馬鈴薯熱沙拉

攝取溫熱蔬菜，
補充強化黏膜的維他命。

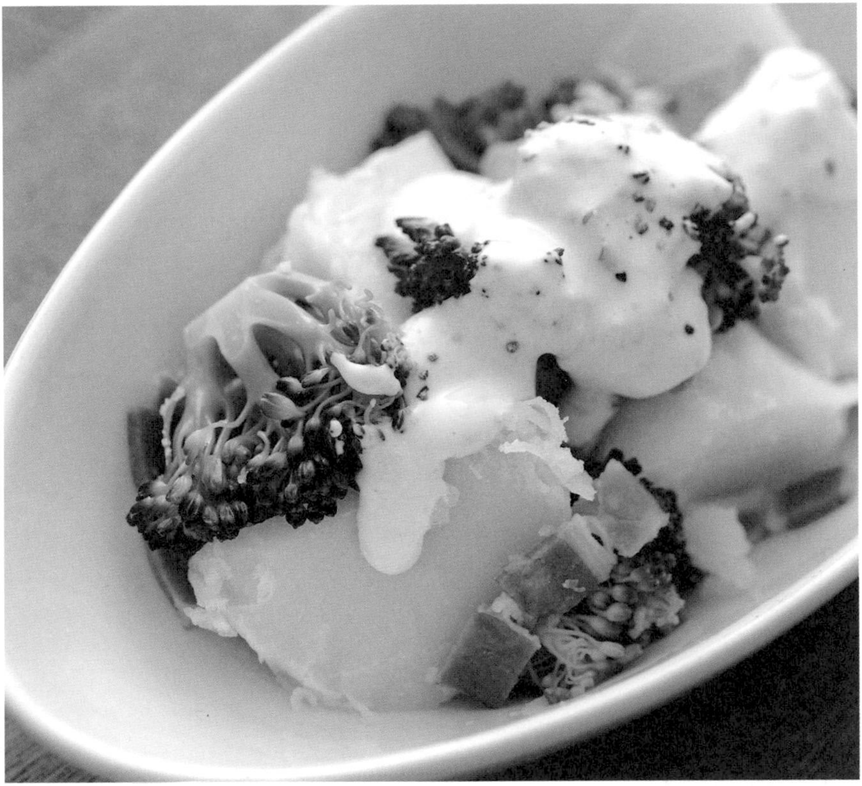

材料（1 人份）

青花菜……100g
馬鈴薯……2 顆
培根……1 片
醬料……原味優格 2 大匙
鹽、粗磨黑胡椒各少許，
美乃滋 1 小匙

作法

1 馬鈴薯切成梳狀泡水，青花菜切成小朵。培根切小片。
2 鍋子裡加入 1 的馬鈴薯，倒入大約蓋過馬鈴薯的水，加熱到沸騰就調成小火，煮到馬鈴薯變軟。
3 加入青花菜、培根，煮 2 ～ 3 分鐘後瀝掉水分。
4 趁熱盛到碗裡，淋上拌好的醬料。

番茄燉白菜白肉魚

軟嫩魚肉的鮮甜，
潤澤了虛弱的腸胃。

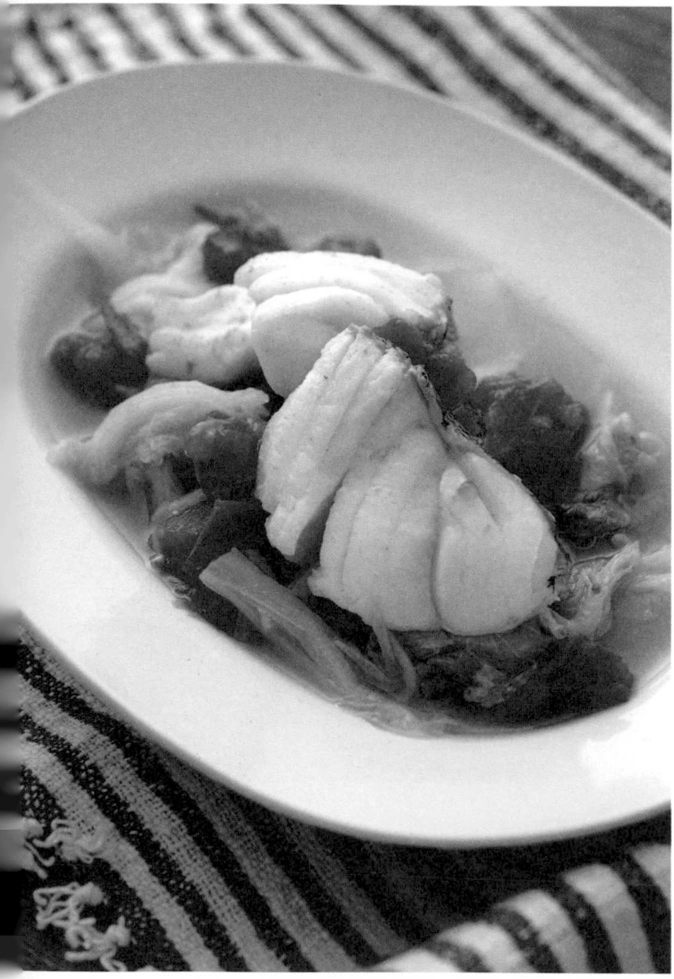

材料（1 人份）

白菜……4 片
番茄……1 顆
鱈魚……2 片
高湯……1/2 杯
醬油……1 小匙
鹽……1/4 小匙
醬料……酒 1 小匙，
鹽、胡椒各少許

作法

1 番茄切成丁，白菜切成 3cm 的長度。
2 鱈魚切成一口的大小後，拌入醬料。
3 鍋子裡加入高湯、醬油、鹽混合，再加入 1 的白菜、2 的鱈魚，接著撒入番茄丁。蓋上鍋蓋加熱，煮沸後調成小火燉煮約 15 分鐘。

雜燴甜椒南瓜

義式經典蔬菜料理，
燉煮到蔬菜完全軟爛。

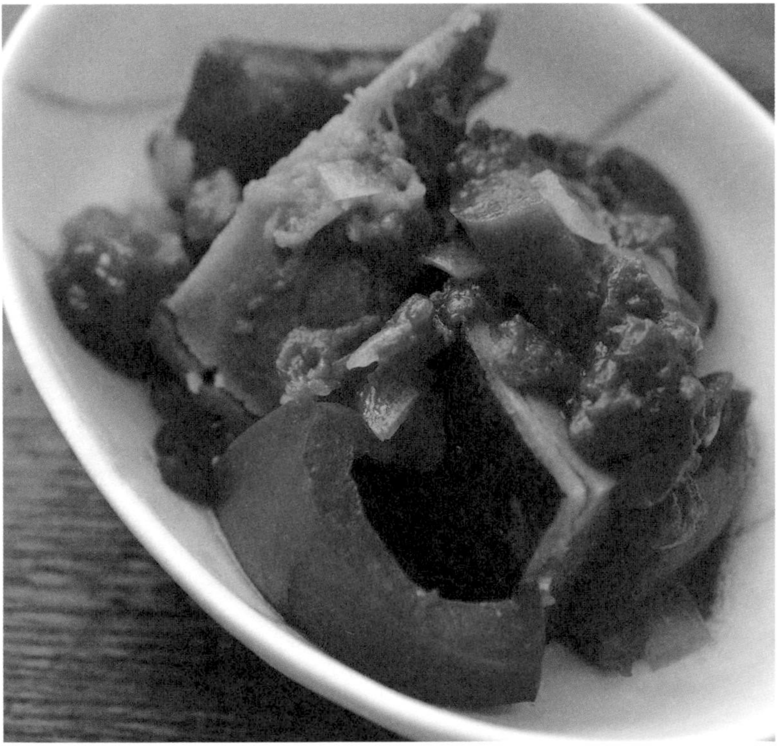

材料（1 人份）

南瓜（去掉籽及瓜囊）……200g
甜椒……1/2 顆　大蒜……1/4 球
洋蔥……40g　橄欖油……1 小匙
紅辣椒……1/2 根
水煮番茄（切塊罐頭）……100g
水……1/4 杯　鹽……1/5 小匙
胡椒……少許

作法

1 南瓜切成四等分，再切成梳狀，甜椒滾刀切成一口大小。大蒜、洋蔥切細。
2 鍋子裡倒進橄欖油，加入大蒜爆香後，洋蔥炒到軟，接著加入甜椒、南瓜一起拌炒。
3 在 2 裡加入水、番茄罐、大蒜、辣椒，蓋上鍋蓋加熱。煮沸之後調成小火，燉煮約 10 分鐘。

流感跟一般感冒都是預防勝於治療

流感是因為流感病毒進入體內，引發令人難受的症狀。比起一般的感冒，特徵就在於症狀比較嚴重。例如經常會發高燒，導致身體到處都很痛，而且這些症狀會持續大概3～5天。在這段期間，會跟一般感冒一樣，流鼻水、咳嗽、喉嚨痛。

很多人會認為，一旦染上流感只得用專治流感的藥物才行，但十幾年前流感專治藥尚未問世前，在治療上也跟一般的感冒一樣。只是發現流感後立刻使用專治藥，據說可以將高燒這類嚴重症狀縮短到1天半左右。

因為流感的症狀比一般感冒來得嚴重，日常生活中的預防就更重要。在寒冷乾燥的冬天，進出人潮較多的地方要多留意，記得一回到家要洗手、漱口。無論流感或一般感冒，這些都是預防上基本的共同點。

PART 2

食慾不振

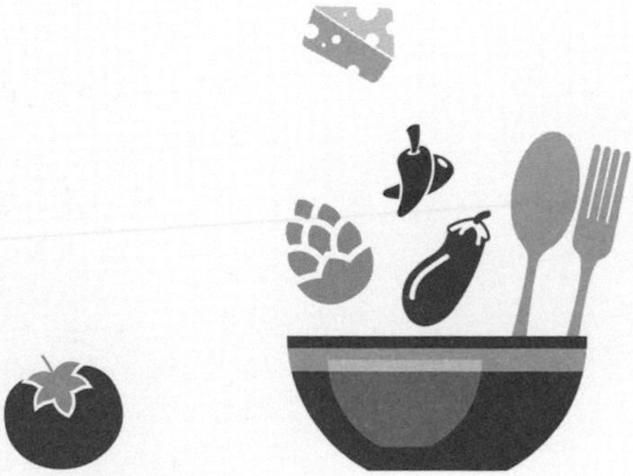

食慾不振

食慾就像身體狀況的量表，除了明顯的腸胃不舒服，其他像是染了風寒、疲勞累積無法抒解等身體不適時，食慾都會降低。另外，遇到心情不好這類精神上的狀況時，一樣會沒胃口。

有時候為了讓腸胃休息，必須減少飲食，但生命力的根源還是要依靠吃。吃的第一步就是「好好吃！」的感覺。不過，除了口味，想要提高食慾，還有其他很多重要的因素。做菜時的聲音、廚房散發出的香氣、蒸氣跟色彩，恰當的溫度跟入口的感覺，以及在餐桌上的對話……正因為滿足的指標不單是口味，當沒胃口時才需要各種巧思。

要增加食慾，利用調味料、辛香料、香味蔬菜的味道也很有效。特別推薦的就是薑的香氣，尤其薑在微焦時的特殊焦香更是與眾不同。另外，刺激唾液分泌的醃梅乾酸味，還有咖哩之類的辛香料能促進胃液分泌。基本上，沒胃口時最重要的就是配合季節適當的溫度，吃些不會對腸胃負擔太重的食物。

食材重點提示

什麼都不想吃的時候，
用刺激食慾的食材來做菜！

香氣

綠紫蘇……香氣促進胃液分泌
蘘荷……日式風味增進食慾
羅勒……β胡蘿蔔素增強免疫力
百里香……具有殺菌作用和消除疲勞的效果
薑……有助於腸胃作用，促進消化
大蒜……獨特香氣提升食慾
芝麻……即使少量營養也均衡
麻油……香氣提升食慾

酸味

醋……酸味刺激嗅覺，促進分泌胃液
醃梅乾……酸味增進食慾
檸檬……香氣跟酸味刺激食慾
酸橙……青澀的香氣更加清爽

辣味

咖哩粉……刺激食慾
柚子胡椒……帶著香料的柚子芳香
蘿蔔……辛辣成分增進食慾

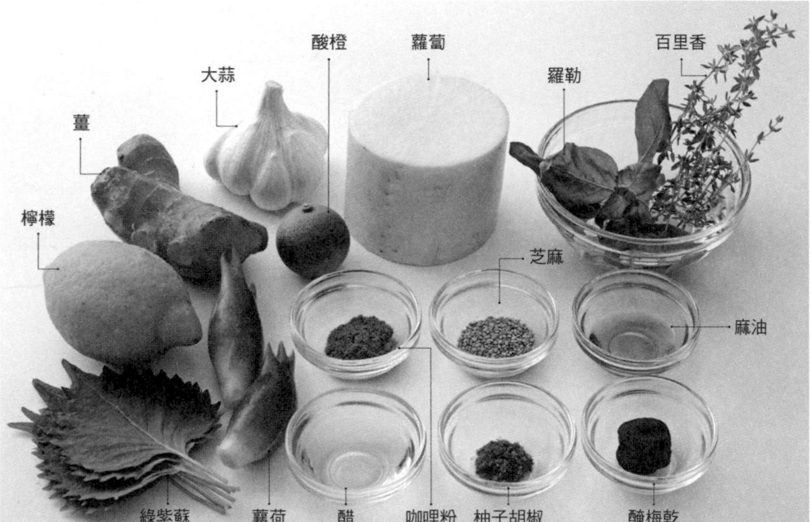

酸橙
蘿蔔
百里香
大蒜
羅勒
薑
檸檬
芝麻
麻油
綠紫蘇
蘘荷
醋
咖哩粉
柚子胡椒
醃梅乾

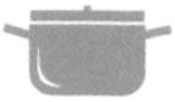

用醬油
提升香氣

檸檬薑燒雞肉

醬油的焦香，
搭配檸檬酸味的清爽照燒口味。

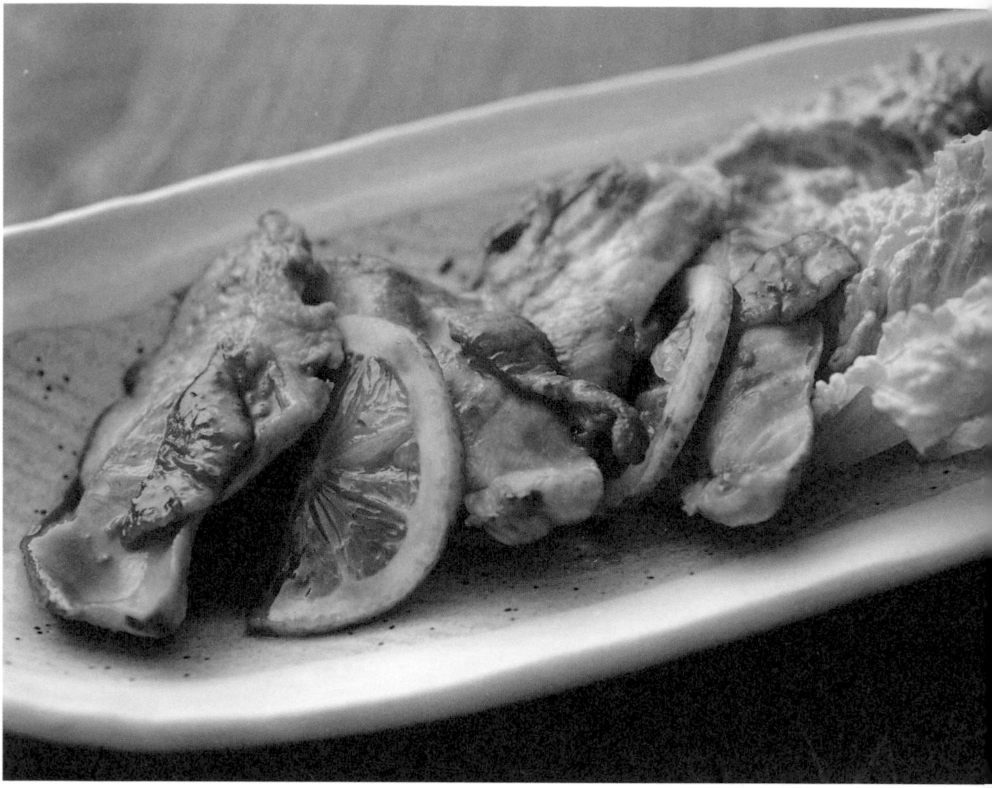

材料（1 人份）

雞胸肉……1 片（200g）
鹽、胡椒……各少許
沙拉油……1 小匙
檸檬切圓片……2 片
菜葉……適量
醬料……醬油 1 大匙，味醂 1/2 大匙，砂糖 1/4 小匙

作法

1 雞肉斜切成大片，撒點鹽跟胡椒。檸檬對半切開。
2 平底鍋加熱後倒入沙拉油，用中火把雞肉煎到金黃色。
3 加入醬料、檸檬，用大火讓雞肉跟醬汁拌勻。
4 跟菜葉一起裝盤。

芝麻醬油炒豬肉舞菇小松菜

集合提高免疫力的食材，做出一道增進體力的炒菜。

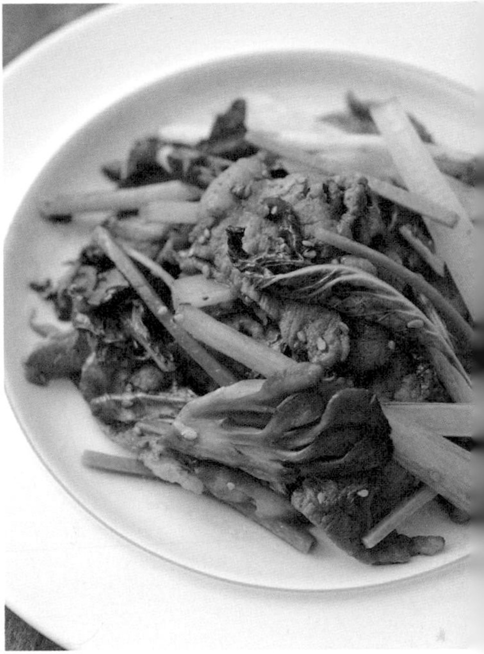

材料（1 人份）

豬腿肉薄片……150g　舞菇……1 包
小松菜……100g　紅蘿蔔……40g
長蔥……5cm 蔥段　麻油……2 小匙
醬油……1 大匙　味醂……1/2 大匙
芝麻……1 小匙
醬料……太白粉 1 小匙，鹽、胡椒各少許

作法

1 豬肉切成粗條，加入醬料拌勻。
2 長蔥斜切成薄片，小松菜切成 4cm 的長段，紅蘿蔔切絲，舞菇剝成小朵。
3 平底鍋裡倒入麻油加熱，加入豬肉撥散拌炒，再加入長蔥、紅蘿蔔一起炒。
4 在 3 中加入小松菜、舞菇，用醬油、味醂調味後，拌入芝麻。

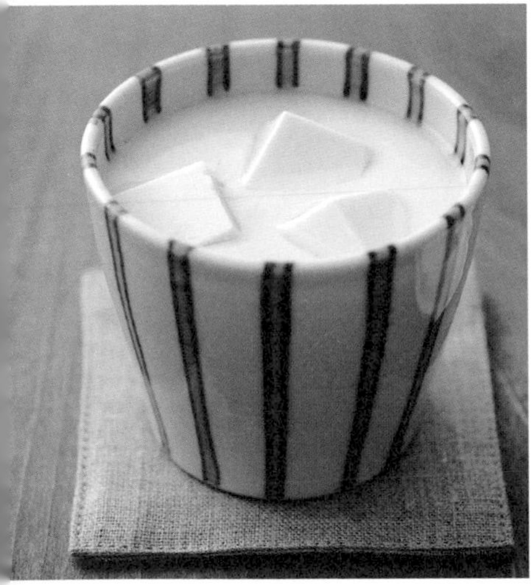

豆腐蒸蛋

高湯與醬油的好滋味，促進食慾的蒸蛋。

材料（1 人份）

嫩豆腐……1/2 塊　蛋……1 顆　高湯……3/4 杯
醬料……味醂 1 小匙，醬油 1/2 小匙，鹽 1/3 小匙

作法

1 把豆腐放在廚房紙巾上瀝乾水分，切成丁狀。
2 把蛋打散，高湯中加入醬料拌勻。
3 在容器中加入 1 的豆腐，倒進 2 的蛋液。
4 將 3 放進蒸鍋，用大火蒸約 2 分鐘，再用小火蒸約 10 分鐘。

日式香味蔬菜好清爽

生魚片沙拉

產生酵素的生魚片，
搭配清爽梅肉增進食慾！

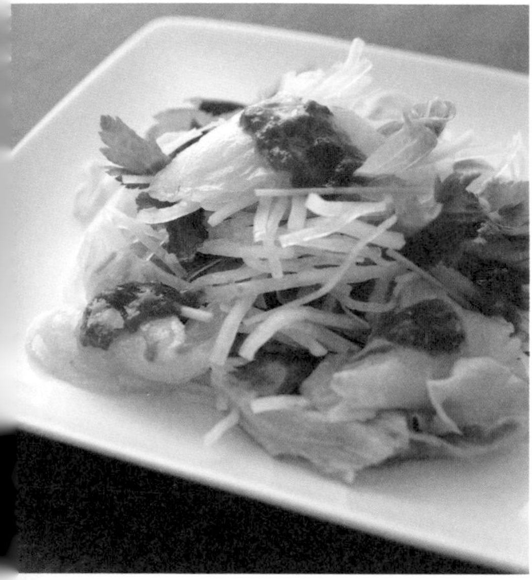

材料（1 人份）

鯛魚生魚片……150g
蘿蔔……100g　鴨兒芹……10g
萵苣……2 片　醃梅乾……1 大顆
醬料 ……高湯 1 大匙，醬油 1 小匙，
橄欖油、醋各 1/2 大匙，山葵少許

作法

1 蘿蔔切絲，鴨兒芹切成 3cm 長段，萵苣用手撕成方便食用的大小。
2 鯛魚切薄片。
3 製作醬汁。醃梅乾去籽後，再剁成泥，加入醬料拌勻。
4 將 1、2 盛入盤子裡，淋上醬汁。

梅醬黃瓜捲

帶有酸味的海苔捲，最適合用來當點心。

材料（2 條份）

烤海苔……1 片　小黃瓜……1/4 根
醃梅乾……1 顆　白飯……160g
芝麻……少許

作法

1 小黃瓜切絲，醃梅乾剁成泥。
2 海苔橫向切半，放在捲簾上，將一半的飯均勻鋪在海苔上。
3 在 2 上將 1、芝麻鋪在飯上，捲成條狀後切成方便食用的大小。

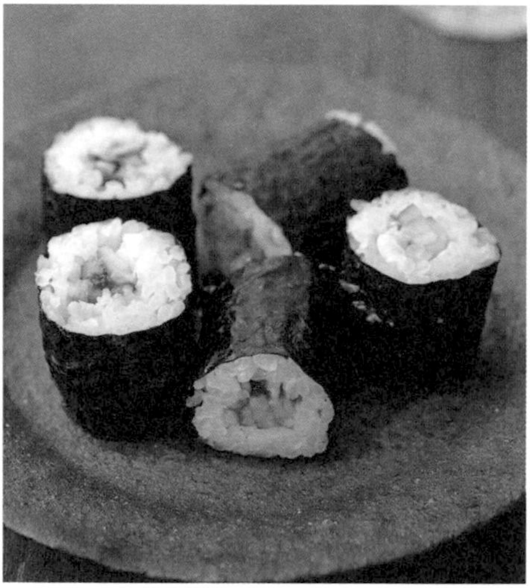

柚子胡椒漬鮭魚蔬菜

日式辛香料柚子味噌，
很適合搭配鮭魚的鮮甜口味。

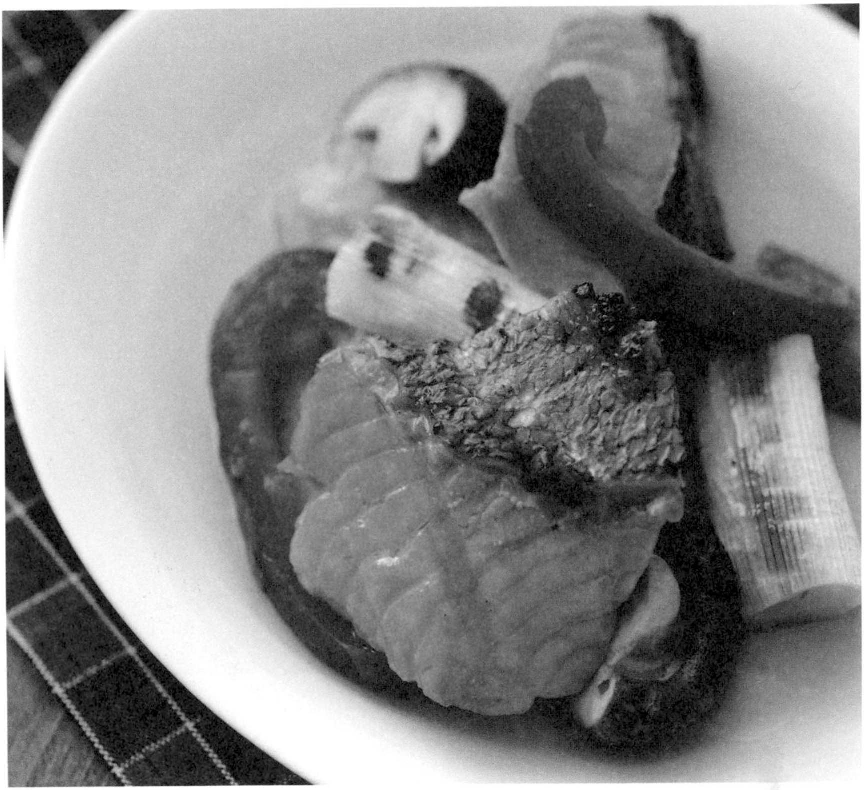

材料（2 人份）

新鮮鮭魚……2 片　鹽……少量
甜椒……1/2 顆　長蔥……1/2 根
香菇……2 朵　高湯……1/4 杯
醬料……柚子胡椒 1/5 小匙，醋 1 大匙，醬油 2 小匙，麻油、砂糖各 1 小匙，鹽少許

作法

1 將醬料、高湯混合後備用。
2 鮭魚切成一口大小，在表面撒鹽。
3 小烤箱預熱後，把 2、去柄的香菇、甜椒及長蔥放進去烤。
4 蔬菜切成方便食用的大小，趁熱跟鮭魚一起放入 1，拌勻後浸泡 15 分鐘待入味。

大量佐料拌細麵

光看到就令人食指大動，使用大量具有日式香味的蔬菜。

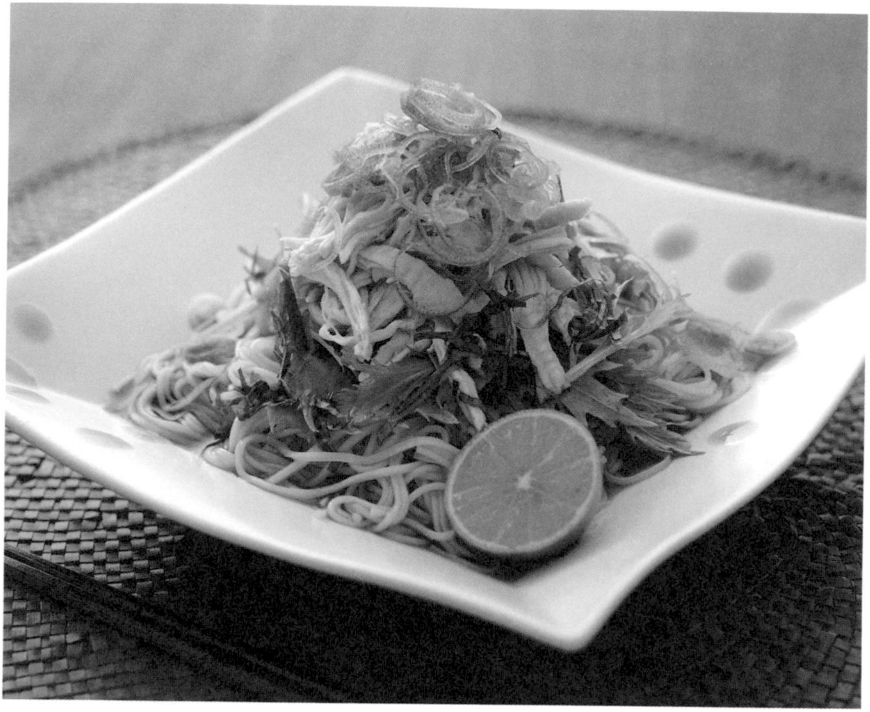

材料（2 人份）

雞胸肉……150g　鹽……少許
酒……1 小匙　綠紫蘇……4 片
蘘荷……2 顆　水菜……50g
細麵……3 把（150g）
醬料……高湯 1 又 1/4 杯，醬油 3 大匙，味醂 2 大匙，家裡有的話再加 1 顆酸橙

作法

1 將醬料倒進鍋子裡，煮沸後放涼備用。
2 雞肉抹上鹽、酒，用保鮮膜包起來，使用微波爐加熱 3 分鐘。直接放涼後撕成大塊。
3 水菜切成 3cm 長段，綠紫蘇切絲，蘘荷切細。
4 細麵依照指定的時間用熱水煮熟，沖過冷水後把水分瀝乾。
5 把細麵盛到容器裡，2、3 裝盤後淋上 1。有的話再放上對半切開的酸橙。

使用
香草&辛香料

咖哩風味蔬菜湯

把切成大塊的蔬菜，放進香辣的湯裡燉煮。

材料（2 人份）

高麗菜……1/4 顆　洋蔥……1/2 顆
紅蘿蔔……1/2 根　西芹……1/2 根
馬鈴薯……2 顆　熱狗……4 根
醬料……高湯塊 1/2 塊，咖哩粉，鹽各 1 小匙，月桂葉 1 片，水 3 杯

作法

1 高麗菜、洋蔥、紅蘿蔔、去掉粗纖維的西芹，各切成一半，馬鈴薯削皮，再加入水。
2 在鍋裡加入醬料，蓋上鍋蓋加熱。煮沸後調成小火再燉約 15 分鐘。
3 在 2 中加入熱狗，再燉煮約 10 分鐘。

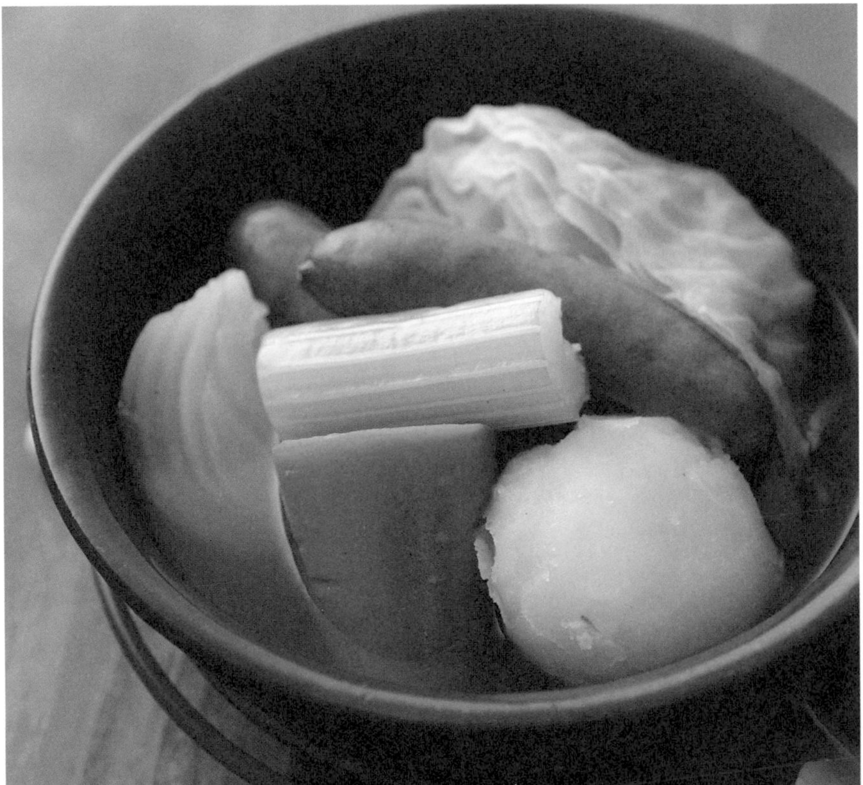

咖哩炒飯

咖哩的濃郁香氣喚醒食慾！

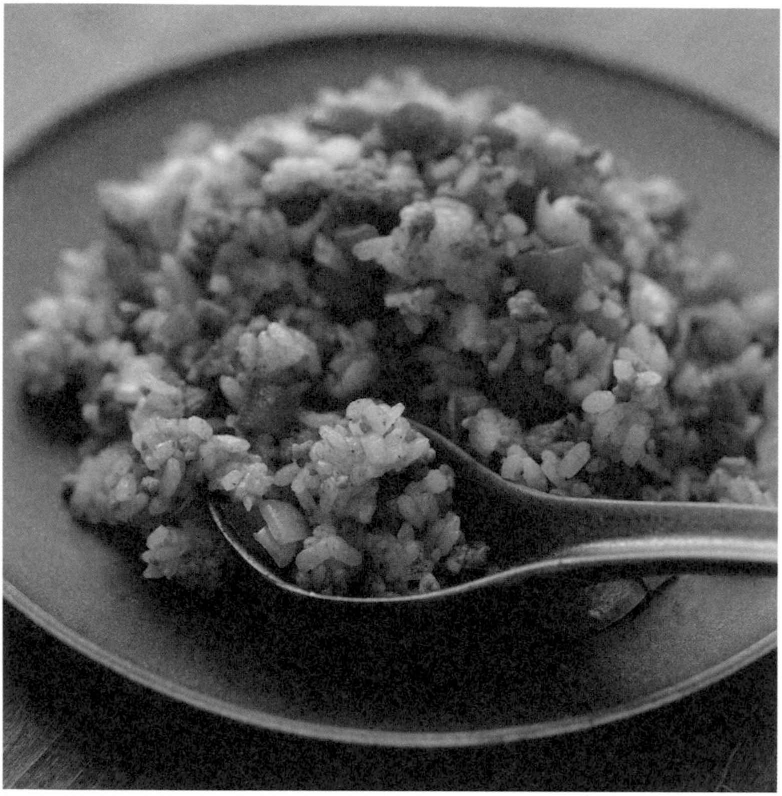

材料（2 人份）

洋蔥……1/4 顆　青椒……2 顆
甜椒……1/4 顆　瘦豬絞肉…100g
熱白飯……300g　蒜末……少許
沙拉油……2 小匙
醬料……番茄醬 1 大匙，咖哩粉 1 小匙，鹽 3/4 小匙，醬油少許

作法

1 洋蔥、青椒、甜椒，都切成小丁狀。
2 平底鍋倒入沙拉油加熱，放入洋蔥、蒜末炒到軟，再加入絞肉拌炒。
3 在 2 中加入白飯、青椒、甜椒拌炒，淋入醬料拌勻。

香草煎干貝鮮蝦

只是在海鮮上撒點香草，
就成了極其豪華的一道菜！

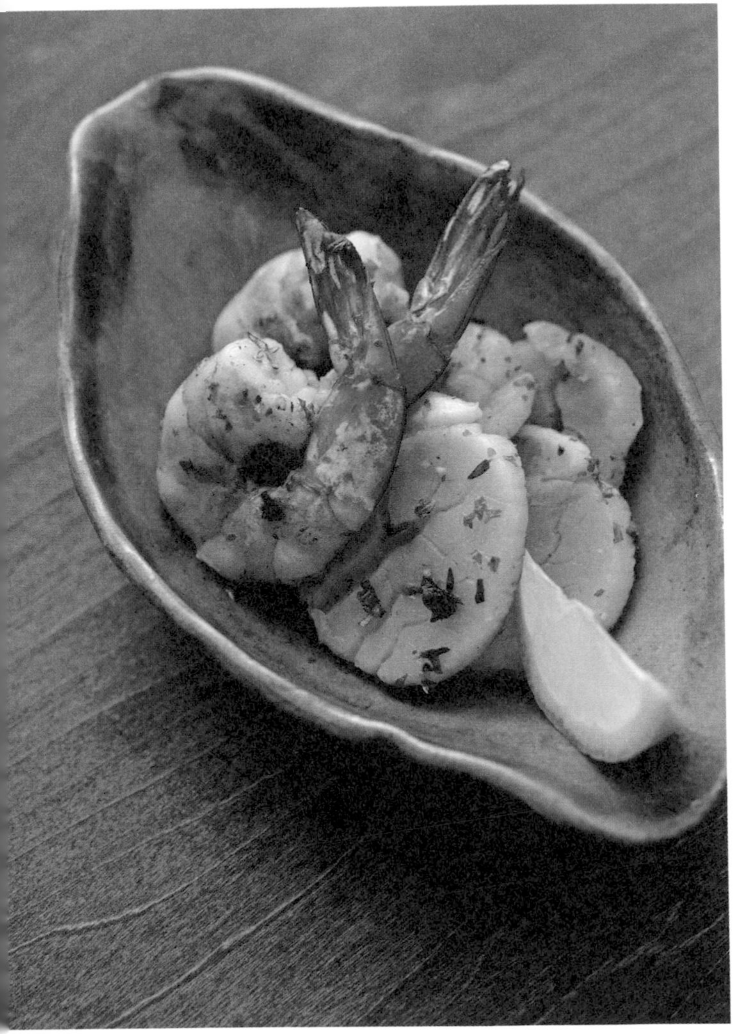

材料（2 人份）

干貝⋯⋯（大）4 顆
蝦⋯⋯（大）4 尾
鹽⋯⋯1/4 小匙
胡椒⋯⋯少許
醬料⋯⋯荷蘭芹細末 1 大匙，橄欖油 1 小匙，百里香、大蒜切末各少許

作法

1 干貝橫向切半，蝦去腸泥後剝殼。
2 在 1 上撒點鹽、胡椒，拌上醬料後靜置在常溫下約 15 分鐘。
3 平底鍋加熱後，放入 2，用小火煎兩面。

番茄羅勒冷義麵

爽口的冷義大利麵，加入羅勒風味更清新。

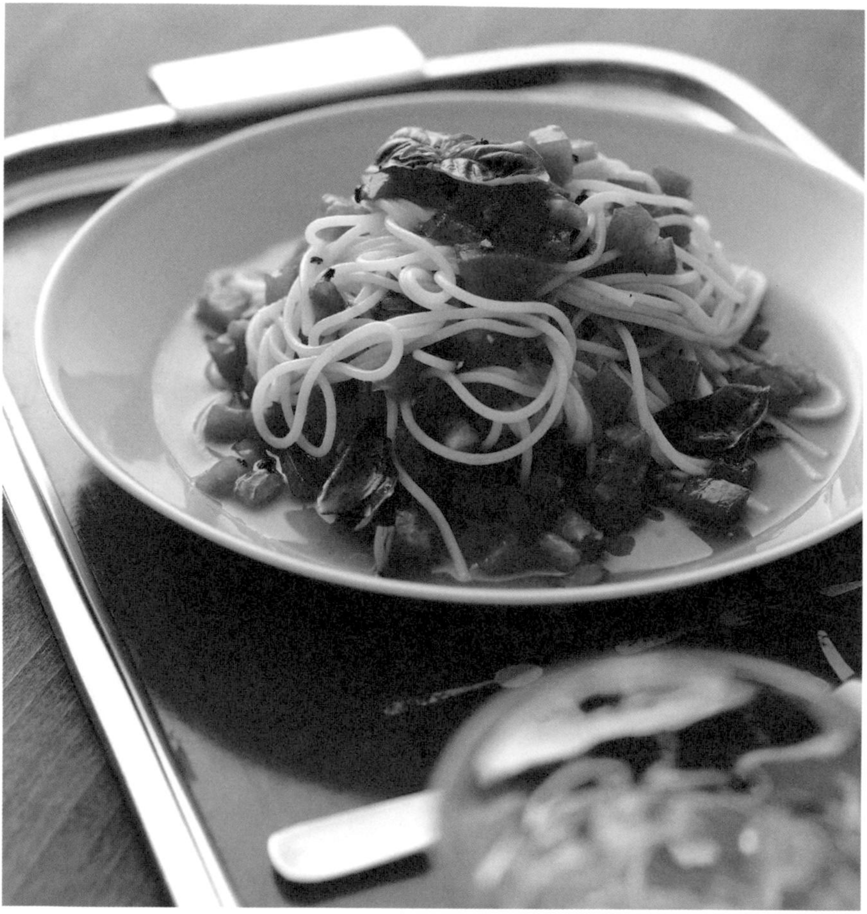

材料（2 人份）

義大利麵……120g
番茄……（小）2 顆
羅勒……4 片
醬料……鹽 1/4 小匙，橄欖油、檸檬汁各 2 小匙，胡椒少許

作法

1 義大利麵依照指定的時間煮熟，用水清洗後再把水分瀝乾。
2 番茄去籽切成丁狀，羅勒用手撕碎。
3 把 2 加入醬料，再拌入 1。

PART 3

腸胃不適

腸胃不適

其實腸胃不適，細分起來有各式各樣的症狀，本章則是針對幾天內不太舒服的狀況而設計的。

胃部不適包括沉重感、噁心、疼痛等等，有時症狀不太一樣。胃的工作就是消化食物，但狀況不好就無法發揮作用，進入胃的食物會很快被排出來，這就是嘔吐。另外，也會出現想吐或食慾不振的症狀，對身體發出信號，讓食物不要進入胃部。

未經消化就通過胃部的食物到了腸子，造成過分的負擔，就會導致腹瀉，甚至會導致腸胃炎的上吐下瀉。遇到這種狀況，首先最重要的就是讓腸胃休息。要是無論吃得再少都會吐，就會流失大量胃液，脫水的狀況會更嚴重。

等到稍微舒服一點，可以喝少量溫水或番茶*。先攝取一點水分之後，再慢慢喝點湯、白粥，或是吃點燉得軟爛的蔬菜、蒸蛋等容易消化、對胃腸比較好的食物。留意無論吃什麼，每次都要以少量進食。

*番茶為日本茶的一種，是由比較硬的芽、比較嫩的莖或是在加工煎茶時被剔除的葉子所製造的綠茶。

食材重點提示

胃腸狀況不好時，
多吃可以促進消化，增強胃部黏膜的食材！

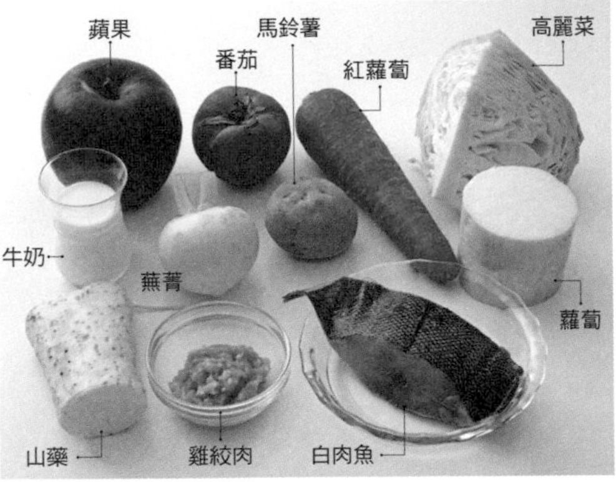

胃痛、胃部沉重

好消化
蘿蔔、蕪菁、蘋果

保護胃部黏膜
山藥、紅蘿蔔、番茄

促進胃部黏膜再生
高麗菜、馬鈴薯

幫助腸胃作用
牛奶或豆漿、雞絞肉（去皮）、白肉魚

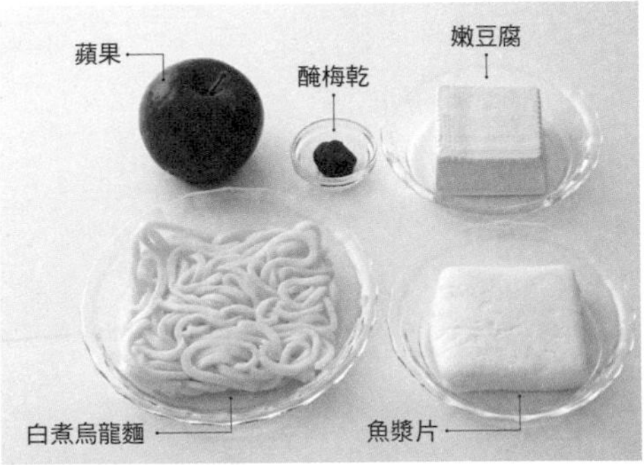

腹瀉

保護腸道黏膜
白煮烏龍麵、魚漿片、嫩豆腐

幫助糞便成形
蘋果

其他
醃梅乾

胃痛

蔬菜濃湯

將有助修復胃部黏膜的蔬菜，
做成順口的濃湯。

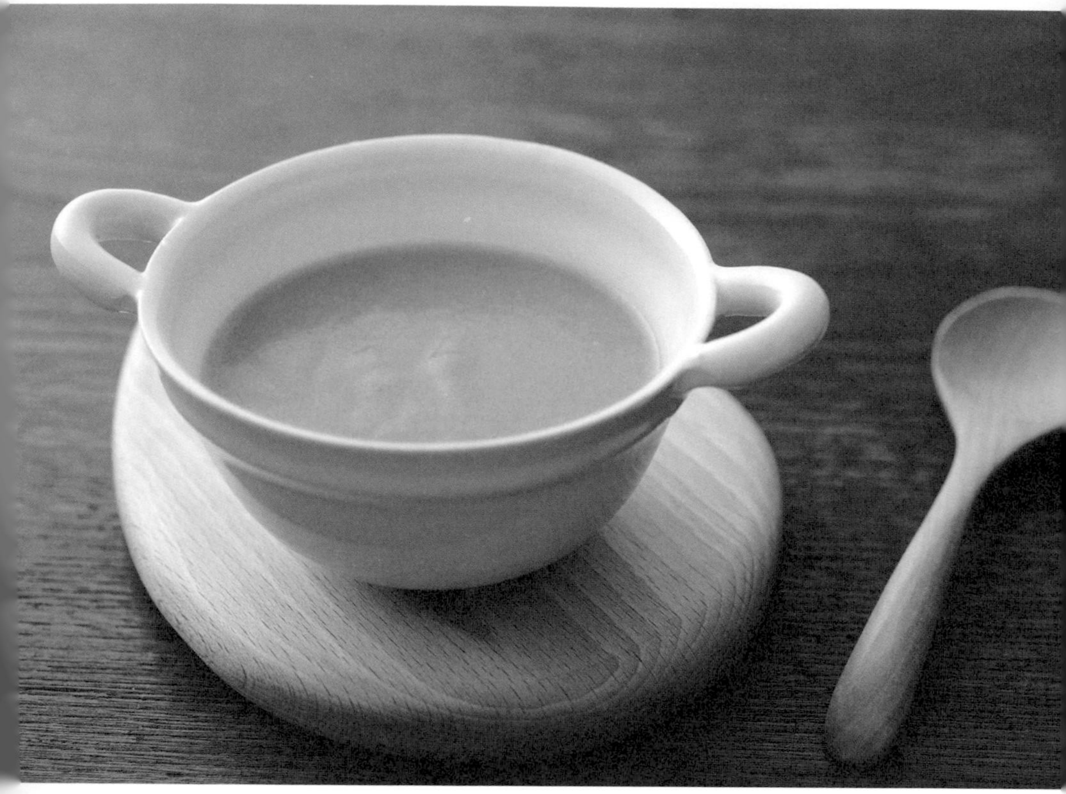

材料（2 人份）

紅蘿蔔……1/3 根
馬鈴薯……1 顆
高麗菜……1 片
高湯塊……1/2 塊
水……1 杯
豆漿……3/4 杯
鹽、胡椒……各少許

作法

1 紅蘿蔔、馬鈴薯削皮切成一口大小，馬鈴薯泡水、高麗菜切成小片。
2 在鍋子裡加入 1、高湯塊、水，蓋上鍋蓋加熱。煮沸後調成小火再煮 12 ～ 15 分鐘，靜置放涼。
3 把 2 用果汁機打成糊狀。
4 倒回鍋子裡之後，加入豆漿再次煮沸，用鹽、胡椒調味。

高湯燉番茄

吸飽湯汁的番茄，用湯匙輕鬆壓碎著吃。

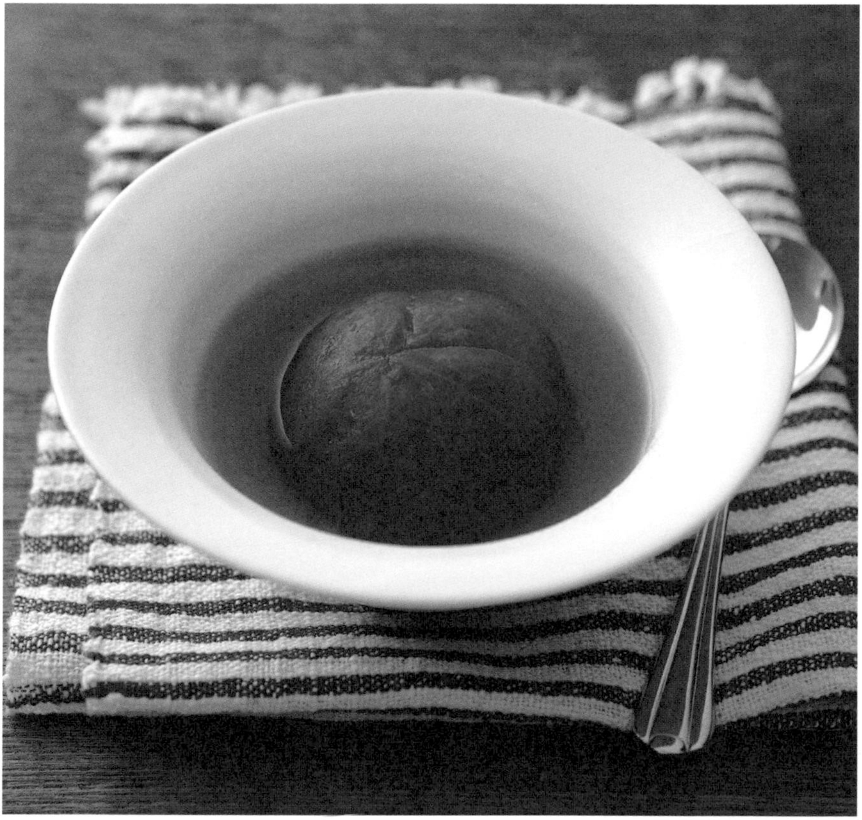

材料（2 人份）

番茄……2 顆

高湯……1 又 1/2 杯

醬料 ……味醂 2 小匙，醬油 1 小匙，鹽 1/4 小匙

作法

1 番茄去蒂，用熱水汆燙後剝皮。

2 在鍋子裡倒入高湯、醬料煮沸，加入 1 後蓋上落蓋*，再蓋上鍋蓋讓番茄入味。煮沸後調成小火，再燉約 10 分鐘。

※ 把廚房紙巾剪成鍋子口徑大小，就能當作落蓋*。

*落蓋：日本燉煮料理時常用的鍋內蓋。將落蓋放進鍋子中，直接壓在食材上，主要的作用是讓食材充分入味，同時防止食材滾動，保持食材形狀完好。

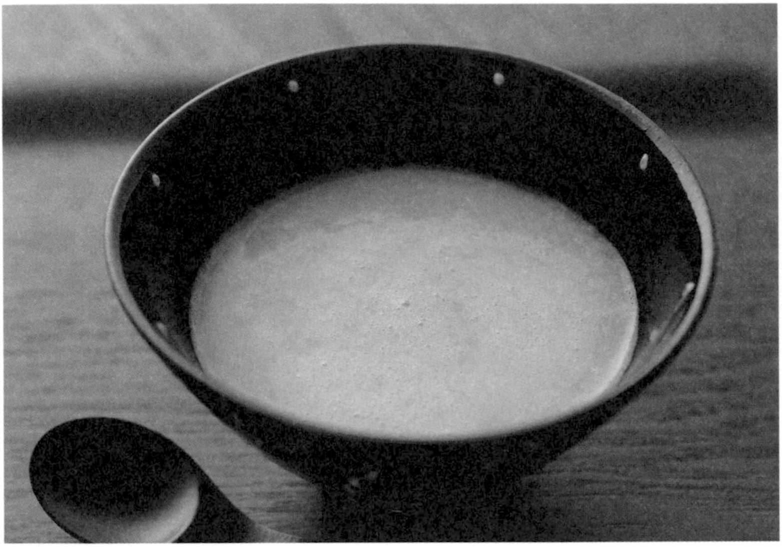

山藥湯

山藥磨泥的熱湯，溫柔包覆胃部。

材料（2 人份）

山藥……150g
高湯……1 杯
醬油……1/2 小匙
鹽……1/3 小匙
蛋黃……1 顆

作法

1 山藥削皮後磨成泥。
2 在 1 中加入高湯、醬油、鹽拌勻，再加入蛋黃攪拌。

白粥

身體不適時的經典食品。根據身體狀況調整米飯硬度跟水量。

材料（2 人份）

水……2 杯
白飯……200g
依個人喜好添加醃梅乾、海苔醬……各適量

作法

1 煮一鍋熱水，沸騰後加入白飯。
2 蓋上鍋蓋加熱，煮沸後調成小火熬約 10 分鐘。
3 依個人喜好加入醃梅乾或海苔醬。

※ 熬粥時也可以加少許鹽。

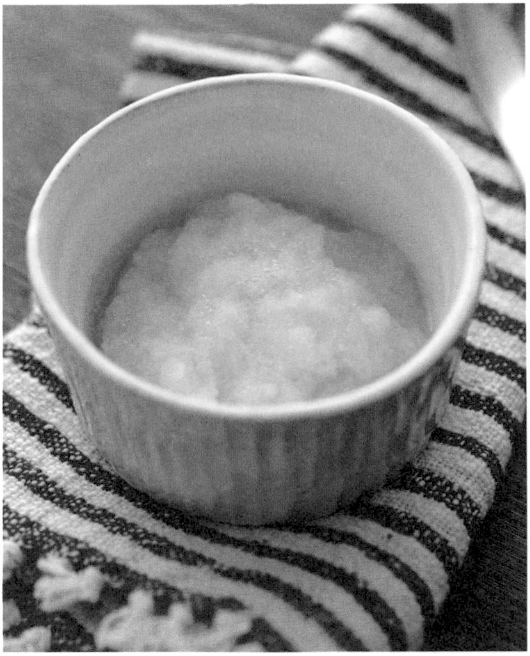

蘋果泥

將蘋果泥燉煮後，
吃起來爽口，
對虛弱的胃部也很好。

材料（2 人份）

蘋果……1 顆
砂糖……1 小匙
肉桂……少許

作法

1 蘋果削皮後去芯，磨成泥。
2 將蘋果泥跟砂糖一起放進鍋子裡，用小火稍微煮一下，撒上肉桂。

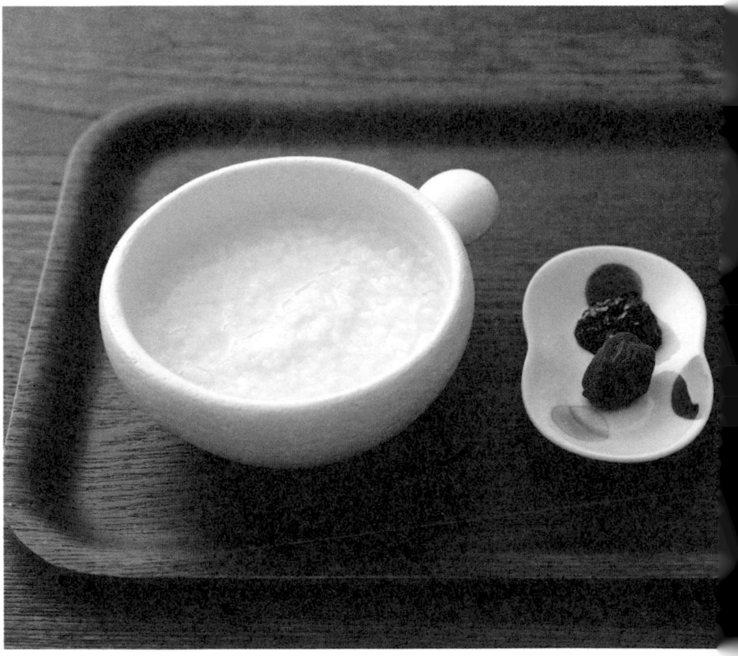

胃部沉重

奶燉蕪菁

將好消化的蕪菁用牛奶燉煮，連同湯汁喝光，對胃部更好。

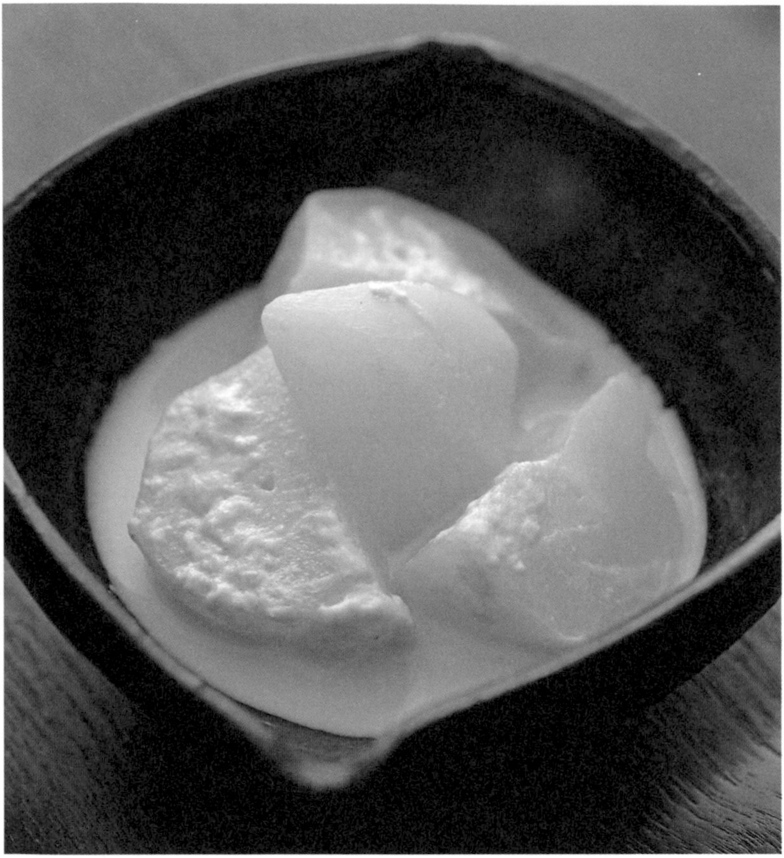

材料（2人份）

蕪菁……2顆
牛奶……3/4杯
高湯塊……1/4塊
鹽、胡椒……各少許

作法

1 蕪菁削皮後切成四等分。
2 在鍋子裡一起加入牛奶、高湯塊、鹽、胡椒後加熱，煮沸後調成小火，再燉10分鐘左右。

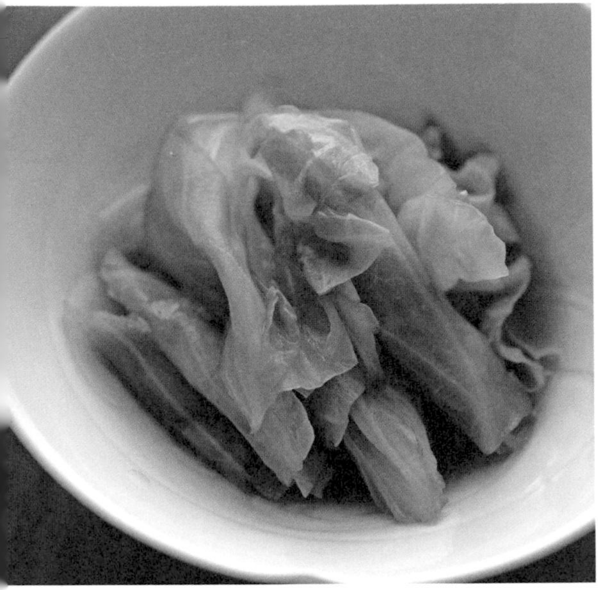

燙高麗菜

把促進胃部黏膜再生的高麗菜，
燉煮到軟爛後突顯香甜。

材料（2 人份）

高麗菜……150g（2 大片）
高湯……1/2 杯
醬料……醬油、味醂各 1 小匙，
鹽少許

作法

1 高麗菜切成小片。
2 在鍋子裡加入高湯、醬料煮沸，加入 1 後蓋上鍋蓋。沸騰後調成小火，煮 7 ～ 8 分鐘。

麵包布丁

將寶寶離乳食品中的麵包粥，調整成大人的口味。

材料（2 人份）

吐司（去邊）……100g（6 片切約 2 片）
蛋……1 顆　蛋黃……1 顆
砂糖……40g　牛奶……1 杯
香草精……少許

作法

1 吐司稍微烤過，切成小塊丁狀。
2 製作蛋液。在大碗裡放入全蛋、蛋黃及砂糖後攪拌。倒入溫牛奶混合，再加入香草精均勻混合。
3 將 1 鋪到耐熱容器中，淋上 2，靜置 5 分鐘左右讓吐司吸飽蛋液。
4 放進開始冒蒸氣的蒸鍋裡，用大火蒸 2 分鐘之後，再調成小火蒸 6 ～ 7 分鐘。

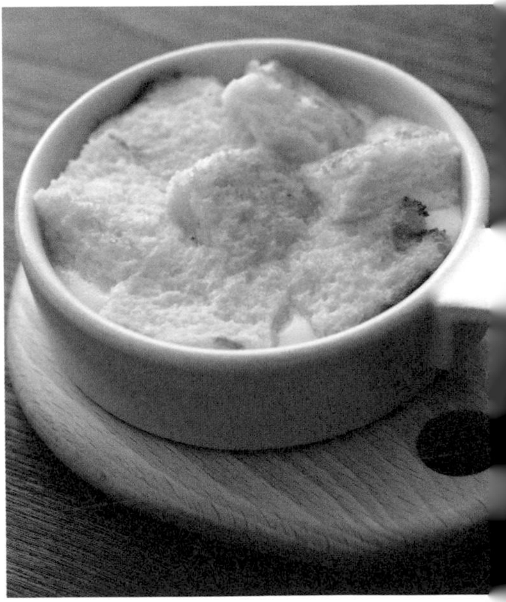

雞肉丸子菠菜羹

鬆鬆軟軟的雞肉丸子，煮成一碗營養均衡的羹湯。

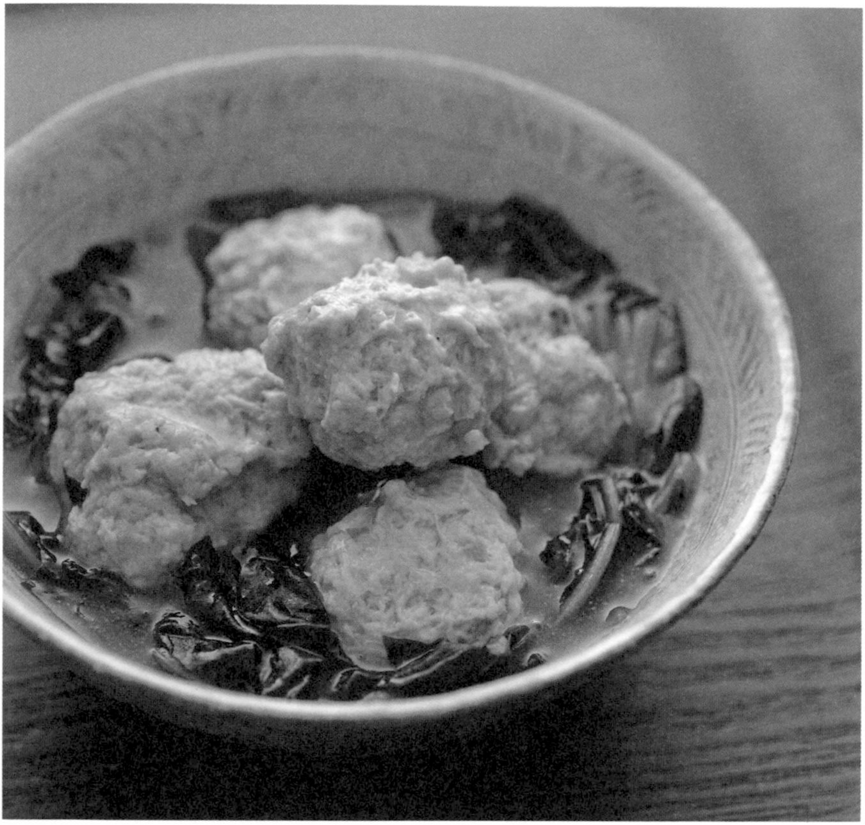

材料（2 人份）

雞絞肉（去皮，或雞胸絞肉）…150g
鹽……少許
薑汁……1/2 小匙
菠菜……100g
高湯……1 杯
醬油、味醂……各 2 小匙
太白粉……2 小匙
水……4 小匙

作法

1 菠菜燙煮到軟，切成 3cm 長段。
2 絞肉、薑、鹽加到大碗裡，攪拌到有黏性。
3 在鍋子裡加入高湯、味醂、醬油煮沸後，把絞肉捏成扁圓狀加到湯裡。蓋上鍋蓋煮 4 ～ 5 分鐘。
4 在 3 裡加入菠菜，等到再次煮沸後淋入太白粉液，再滾一次。

蘿蔔泥燉白肉魚

幫助消化的蘿蔔泥，很適合搭配軟嫩的魚肉。

材料（2 人份）

鰈魚……2 片
茄子……1 條
薑……半片
蘿蔔……150g
醬料……水 3/4 杯，酒 2 大匙，
味醂 1 大匙，醬油 2 小匙，
鹽 1/5 小匙

作法

1 用菜刀在鰈魚表面上劃幾刀，淋上熱水。
2 茄子去蒂、削皮，切成圓片後泡水。薑切成薄片。
3 在平底鍋裡將醬料煮沸後，加入 1、2，蓋上落蓋，用中火煮約 10 分鐘。
4 蘿蔔磨泥，瀝掉水分，加入 3 中滾一下。
※ 用鋁箔紙做落蓋，蓋得緊密會比較容易入味。

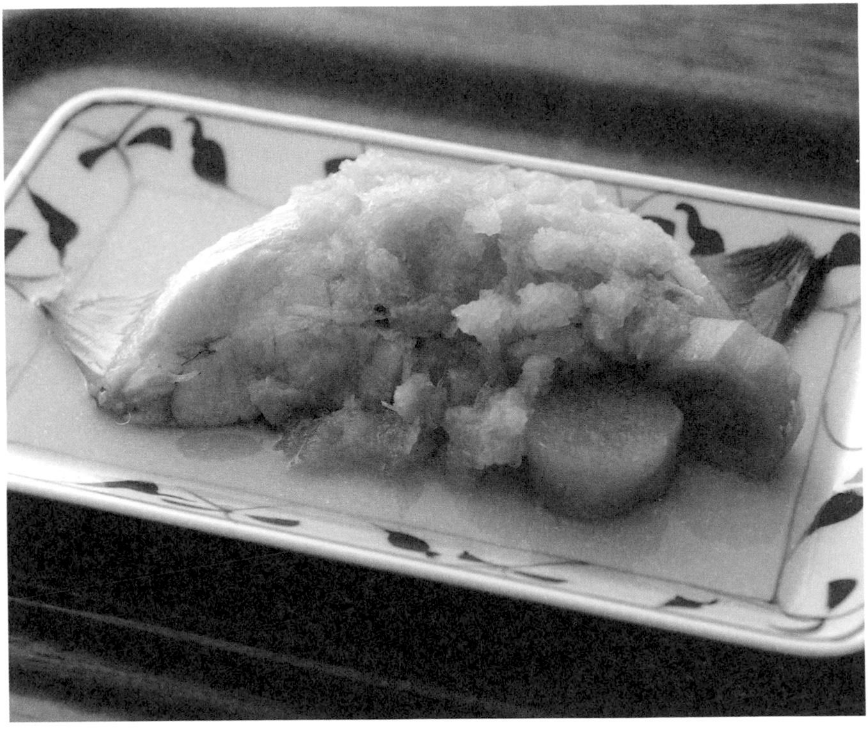

蘋果汁

首先用蘋果汁來穩定腹瀉狀況。

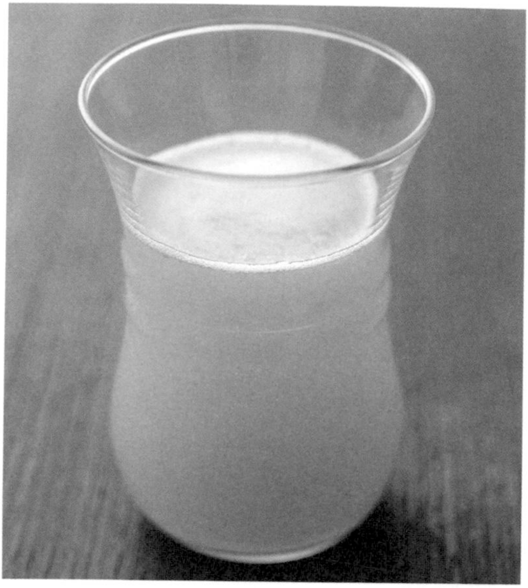

材料（2 人份）

蘋果……（大）1 顆

作法

1 蘋果削皮、去芯後磨成泥。
2 用乾淨的布，或是網眼較細的濾杓過濾。

嫩豆腐味噌湯

從固體食物只有嫩豆腐的簡單湯品開始攝取。

材料（2 人份）

嫩豆腐……100g
高湯……1 又 1/2 杯
味噌……2 小匙

作法

1 豆腐瀝掉水分，切成丁狀。
2 在鍋子裡加入高湯，煮沸後加入味噌拌勻，加入 1 再煮沸一次。

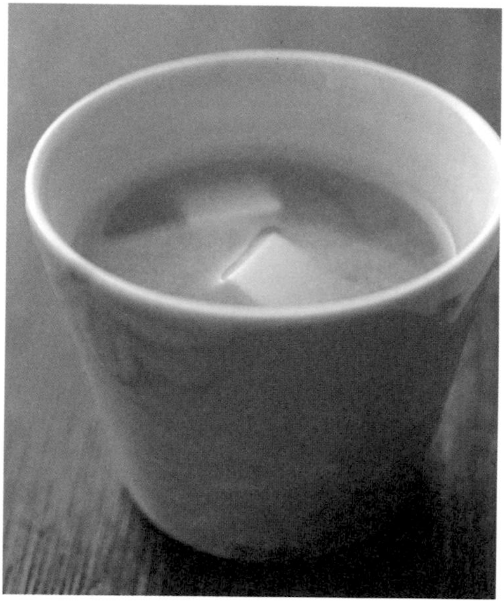

燉煮烏龍麵

不加料且燉煮得軟爛的烏龍麵，讓鮮美的高湯擴散到整個胃部。

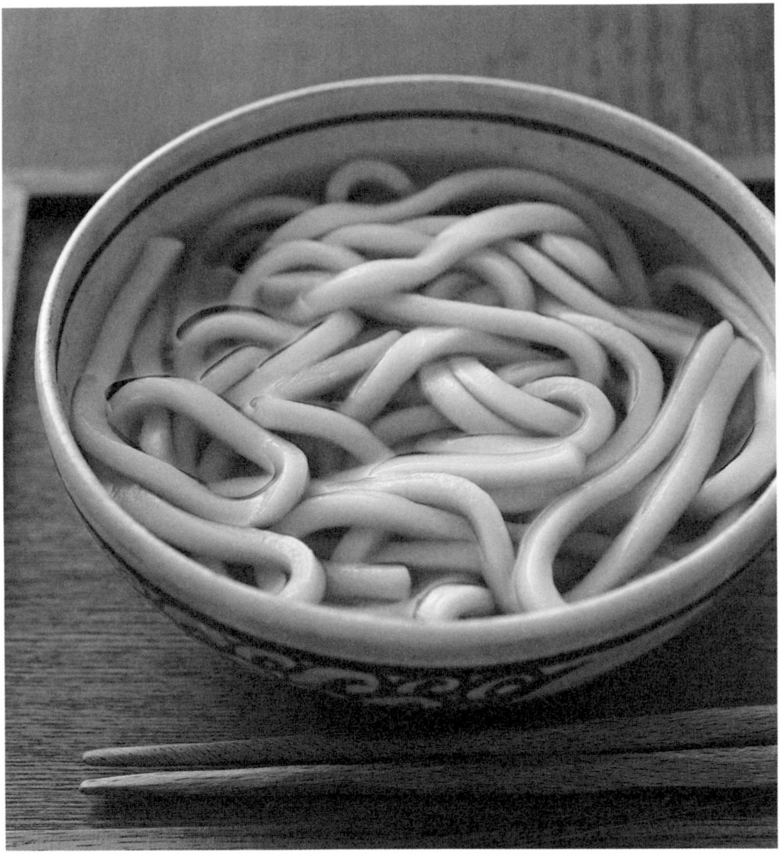

材料（2 人份）

熟烏龍麵……2 球

醬料 ……醬油 1 又 1/2 大匙，高湯 3 杯，味醂 1 大匙，鹽少許

作法

1 鍋子裡加入醬料煮沸。

2 在 1 中加入用熱水淋過的熟烏龍麵，蓋上鍋蓋。煮沸後調成小火，再燉煮 7 ～ 8 分鐘。

梅肉蒸白肉魚

醃梅乾，是自古以來腹瀉時的民間良藥。

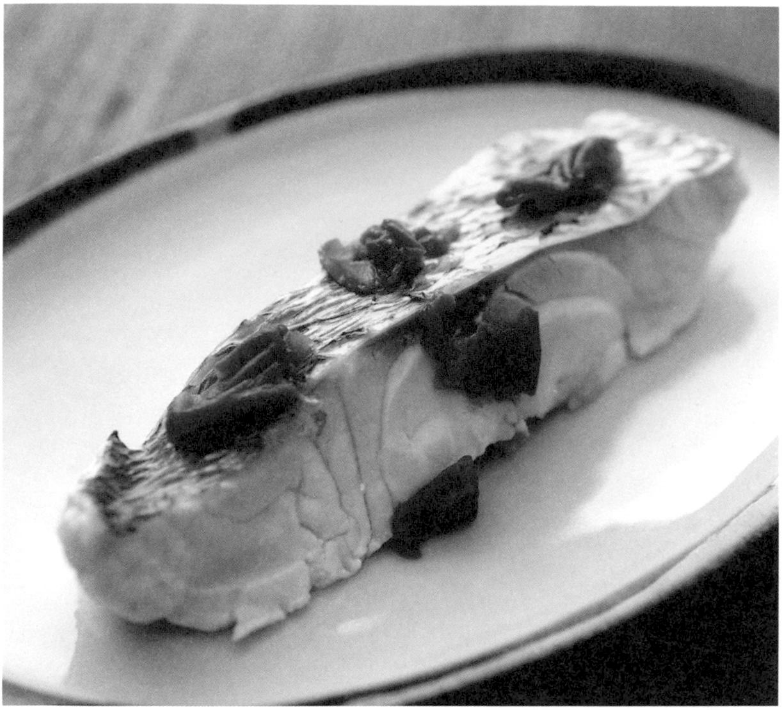

材料（2 人份）

白肉魚……2 片
鹽……1/5 小匙
酒……2 小匙
醃梅乾……1 顆

作法

1 把白肉魚放進加了鹽、酒的盤子裡，將醃梅乾撕碎撒上。
2 用保鮮膜把 1 包起來，放進微波爐加熱約 2 分鐘。

菠菜滑蛋魚漿片

對胃腸很好的魚漿片，搭配上營養豐富的滑蛋！

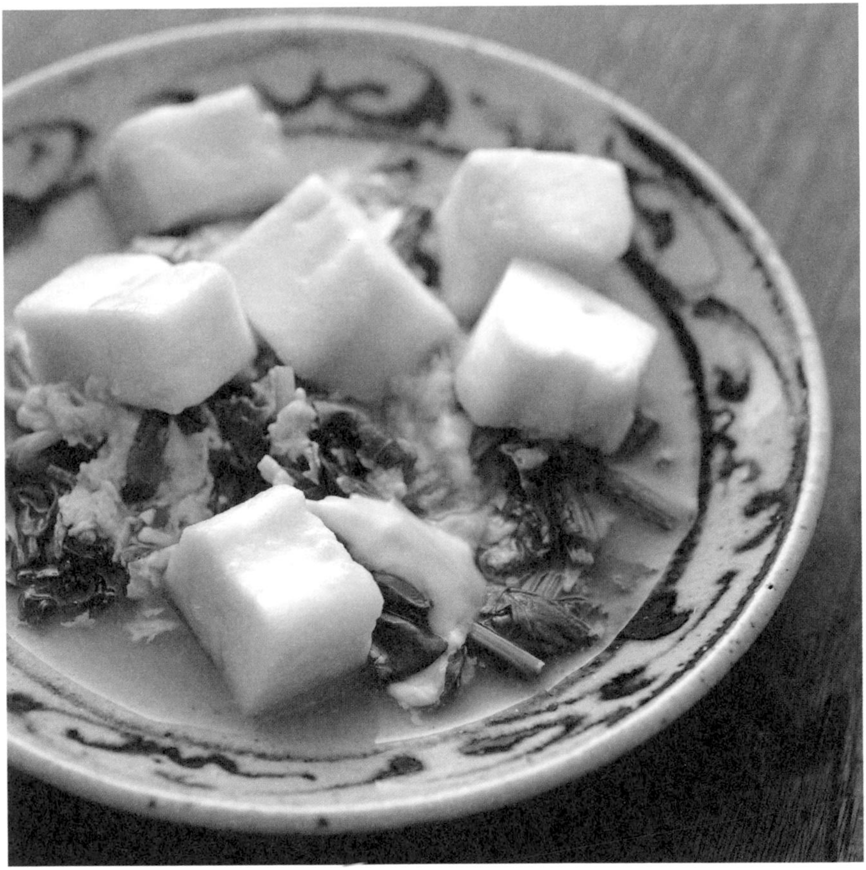

材料（2 人份）

菠菜……100g
魚漿片……1 片
蛋……1 顆
醬料……高湯 3/4 杯，醬油、味醂各 1 小匙

作法

1 菠菜燙煮到軟，切成 2cm 的長段。魚漿片切成小塊。
2 在鍋子裡加入醬料煮沸，加入 1 後再用小火煮一下。
3 在 2 裡淋入打散的蛋液，蓋上鍋蓋，關火讓蛋變成半熟。

腹瀉就採取傳統的食療養生法

天氣一冷，就容易出現病毒性腸胃炎引起的上吐下瀉，也有人說是「腸胃型感冒」。遭到病毒感染的腸胃變得虛弱，無法正常作用。像是諾羅病毒之類的病毒數量在腸道中增加，身體會出現想盡快將病毒排出體外的機制，就會導致腹瀉愈來愈嚴重。由於腸子的工作是吸收水分，持續腹瀉會造成體內水分不足，處於脫水狀態。

遇到一吃就腹瀉的狀況時，要少量但確實補充水分，盡量先不要進食。水果、生魚片這些生鮮食物，或是優格等乳製品，感覺清爽且容易食用，但對於健康狀況不佳的胃腸來說，其實是很大的負擔。

最好還是吃些對胃腸不造成負擔的白粥、醃梅乾；水果的話，可以把具備整腸效果的蘋果磨成泥來吃。這些也都是自古以來的食療養生法。

PART 4

便祕引起的不適

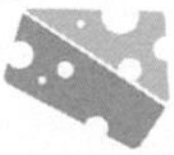

便祕引起的不適

便祕的原因是排便的循環失衡，或是飲食不規律。例如，感覺到便意卻因為太忙忍著不去上廁所，之後便意就逐漸消退。另外，壓力跟便祕也有很大的關係，自律神經失調導致腸蠕動變得遲鈍，排泄也會變得不順暢。

至於日常飲食，最主要的原因就是缺乏膳食纖維。膳食纖維會在大腸裡吸收不必要的水分，連同糞便一起排出。水分是在大腸吸收，如果水分少，糞便會變得硬，就不容易排泄。因此，記得攝取適量水分也很重要。此外，吃早餐可以讓腸子的蠕動更活躍，保持吃早餐的習慣，也能預防便祕。

蔬菜跟海藻都富含膳食纖維。另外，身體虛冷也是導致便祕的原因之一，建議與其吃冷的沙拉，不如攝取加熱調理的蔬菜為主。其他像是優格、寡糖（Oligo）也能促進腸道蠕動。

食材重點提示

膳食纖維、乳酸菌＋水分，
都能舒暢誘發便意！

膳食纖維

番薯……皮也有促進排泄的效果

牛蒡……粗纖維有整腸作用

菇類……低熱量且十分鮮美

乾蘿蔔絲……乾燥壓縮的膳食纖維可改善便祕

熟豆類……配合料理使用不同種類

豆渣……豆腐過濾後的殘渣，可刺激腸道

蒟蒻……促進腸道蠕動，去除老廢物質

羊栖菜……富含礦物質刺激腸道蠕動

海帶芽……富含礦物質可排除腸內老廢物質

香蕉……可軟化糞便，消除便祕問題

果乾……在腸內膨脹，刺激腸道

乳酸菌

優格……乳酸菌等促進腸子作用

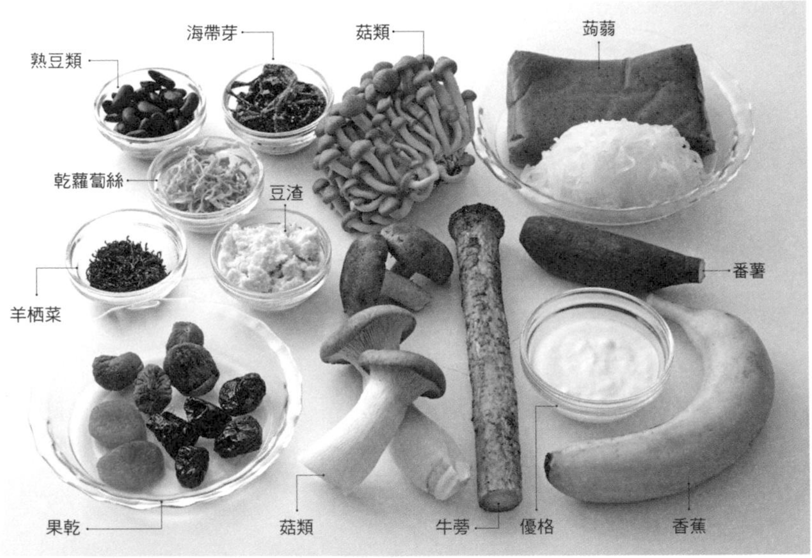
海帶芽
菇類
蒟蒻
熟豆類
乾蘿蔔絲
豆渣
番薯
羊栖菜
果乾
菇類
牛蒡
優格
香蕉

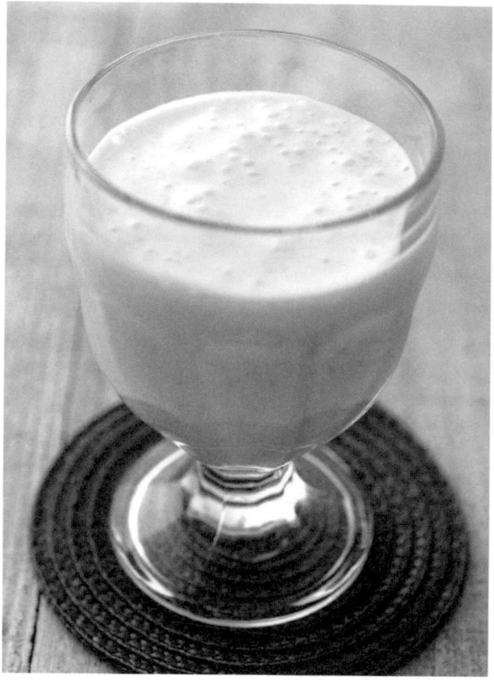

用簡單的料理
刺激腸道！

香蕉拉西

最適合早餐的飲品，
活化腸道的食材大集合！

材料（2 人份）

香蕉……1 根
原味優格……1 杯
牛奶……1/2 杯

作法

1 香蕉切成四等分。
2 將 1、優格、牛奶放進果汁機攪拌。

柴魚拌青花菜玉米

青花菜有豐富的膳食纖維。拌玉米粒快又好吃！

材料（2 人份）

青花菜……100g
玉米（罐頭）……50g
柴魚片……1/4 包（1g）
醬油……稍多於 1 小匙

作法

1 青花菜切成小朵汆燙，瀝掉水分。玉米粒瀝掉湯汁。
2 在 1 中加入柴魚片、醬油拌勻。

※ 如果使用冷凍玉米粒，就跟青花菜一起放入熱水中，解凍後再放涼。

鱈魚子炒紅蘿蔔 & 蒟蒻絲

富含膳食纖維的蒟蒻絲，搭配紅蘿蔔，色彩更豐富。

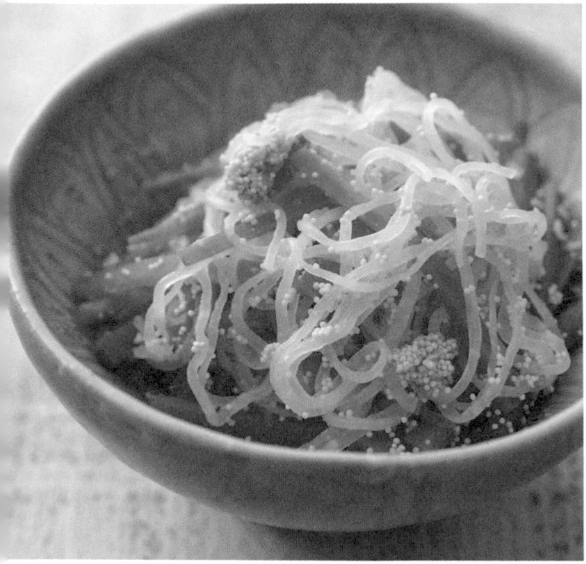

材料（2 人份）

鱈魚子……40g
蒟蒻絲……1 包（200g）
紅蘿蔔……1/2 根　酒……2 小匙
鹽……少許　沙拉油……1 小匙

作法

1 鱈魚子把薄膜剝掉，取出裡頭的魚卵。蒟蒻絲用熱水迅速氽燙，切成方便食用的長度。紅蘿蔔切絲。
2 平底鍋裡倒入沙拉油加熱，先炒紅蘿蔔，再加入蒟蒻絲拌炒。
3 在 2 中加入鱈魚子、酒後炒勻，最後用鹽調味。

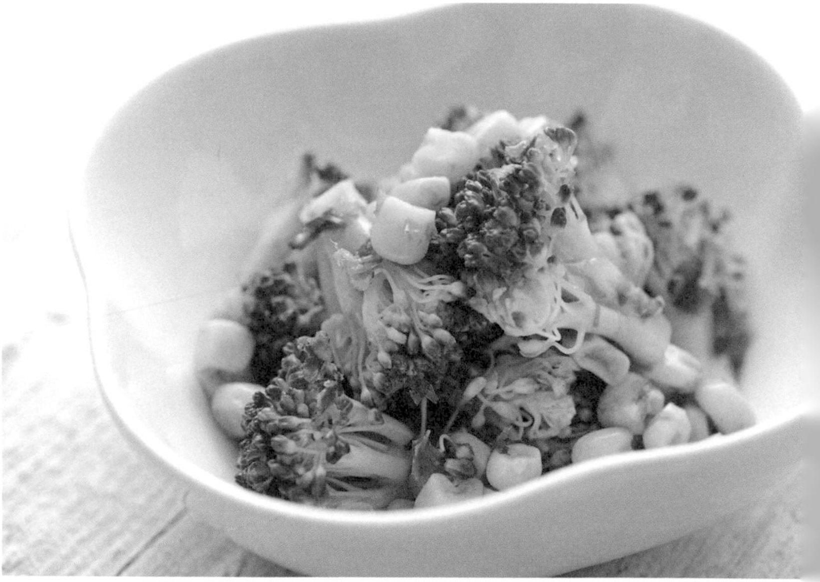

紅燒番薯羊栖菜

紅燒羊栖菜，
具有活化腸道的效果。

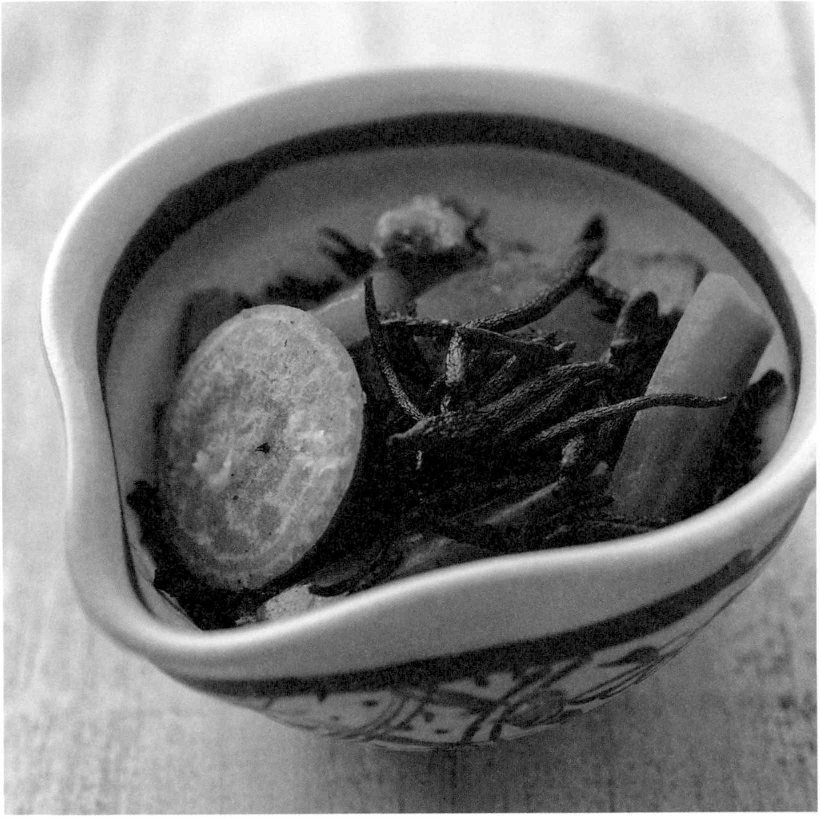

材料（4 人份）

羊栖菜……10g　番薯……100g
紅蘿蔔……20g　油豆皮……1/2 片
蒟蒻……50g　高湯……3/4 杯
醬料……醬油 2 大匙，酒 1 大匙，
砂糖 1 又 1/2 大匙

作法

1 羊栖菜用水泡軟，番薯滾刀切塊後泡水。
2 紅蘿蔔、油豆皮、蒟蒻，都切成條狀。蒟蒻抹點鹽用水沖乾淨。
3 鍋子裡加入 1、2、高湯、醬料，蓋上鍋蓋加熱。煮沸後調成小火，再燉約 15 分鐘。

乾蘿蔔絲亞洲風沙拉

魚露風味以及乾蘿蔔絲的口感畫龍點睛！

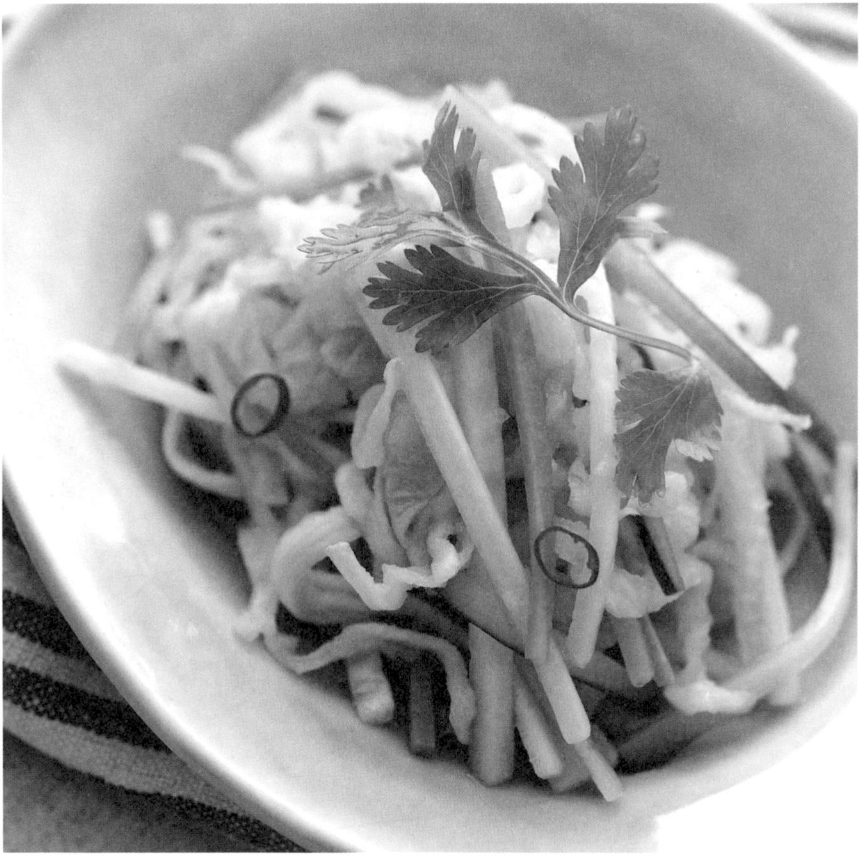

材料（2人份）

乾蘿蔔絲……20g　小黃瓜……1/2根
紅蘿蔔……20g　紅辣椒……1/2根
醬料……蒜末少許，檸檬汁1大匙，砂糖2小匙，魚露、麻油各1小匙
香菜……適量（依個人喜好加入）

作法

1 乾蘿蔔絲搓洗後泡水約20分鐘，擰乾水分後切成方便食用的長度。
2 小黃瓜、紅蘿蔔切絲，紅辣椒切細，加入醬料拌勻。最後依個人喜好加點香菜。

豆渣沙拉

豆渣＋橄欖油，品嚐香潤的地中海風味。

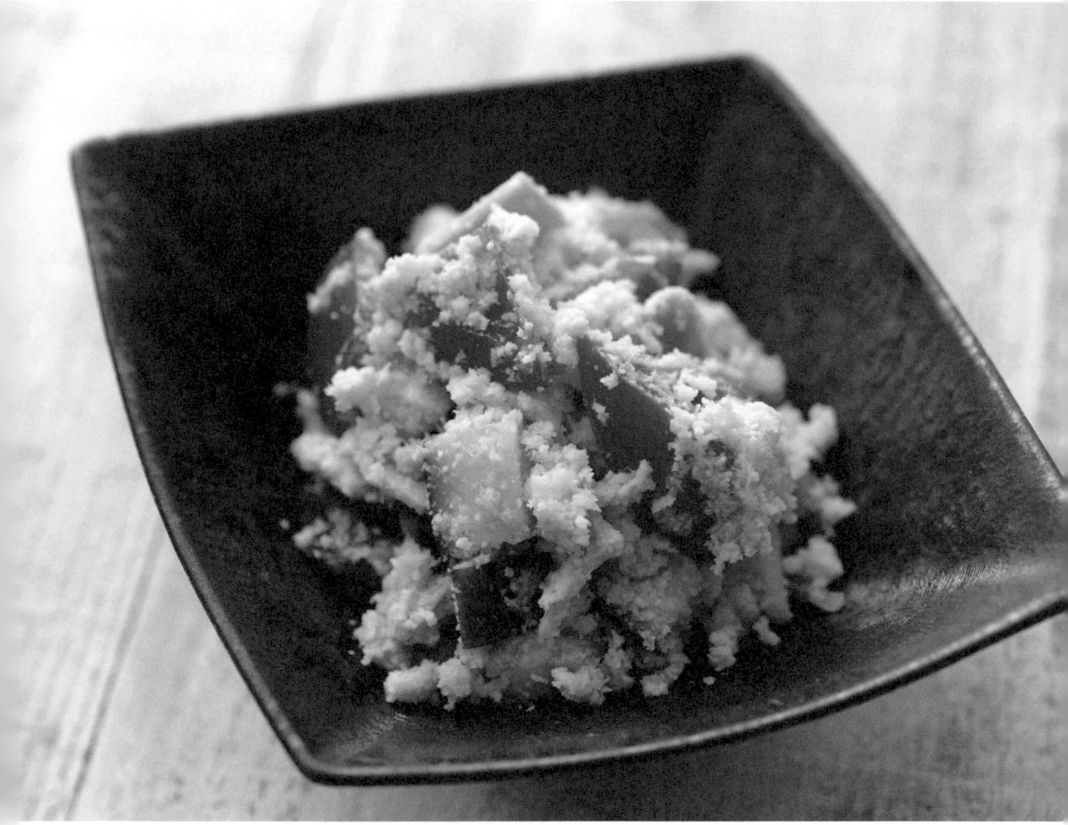

材料（2 人份）

豆渣⋯⋯100g　洋蔥⋯⋯20g
小黃瓜⋯⋯1/2 根
番茄⋯⋯1/4 顆　火腿⋯⋯2 片
醬料 ⋯⋯橄欖油 2 小匙，醋 1 又 1/2 小匙，鹽 1/4 小匙，胡椒少許

作法

1 豆渣放進平底鍋裡乾炒，放涼備用。
2 洋蔥切成碎末泡水，擰乾水分。
3 小黃瓜、火腿切成丁，番茄滾刀切成一口大小。
4 將醬料混合，跟 1、2、3 拌勻。

牛蒡豆類沙拉

口感稍硬的牛蒡跟豆類，在享用美味中清腸胃。

材料（2 人份）

牛蒡……100g
花豆（煮熟）……50g
醬料 **A**……醬油 1/2 小匙，鹽、胡椒各少許
醬料 **B**……美乃滋 1 大匙，原味優格、研磨芝麻各 2 小匙，醋 1 小匙

作法

1 牛蒡切絲泡水，迅速汆燙一下保持較硬的口感，瀝乾水分。
2 牛蒡趁熱拌入醬料 **A** 後放涼。
3 將 2 跟花豆、醬料 **B** 拌勻。

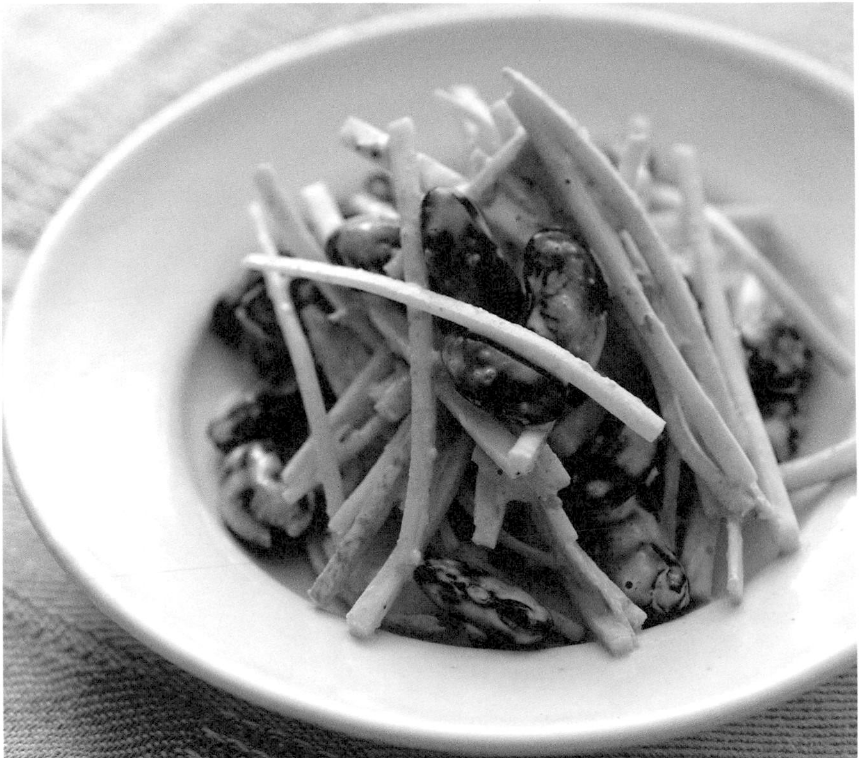

方便的常備菜！

涼拌綜合菇

充分展現菇類的豐富膳食纖維
以及鮮美滋味。

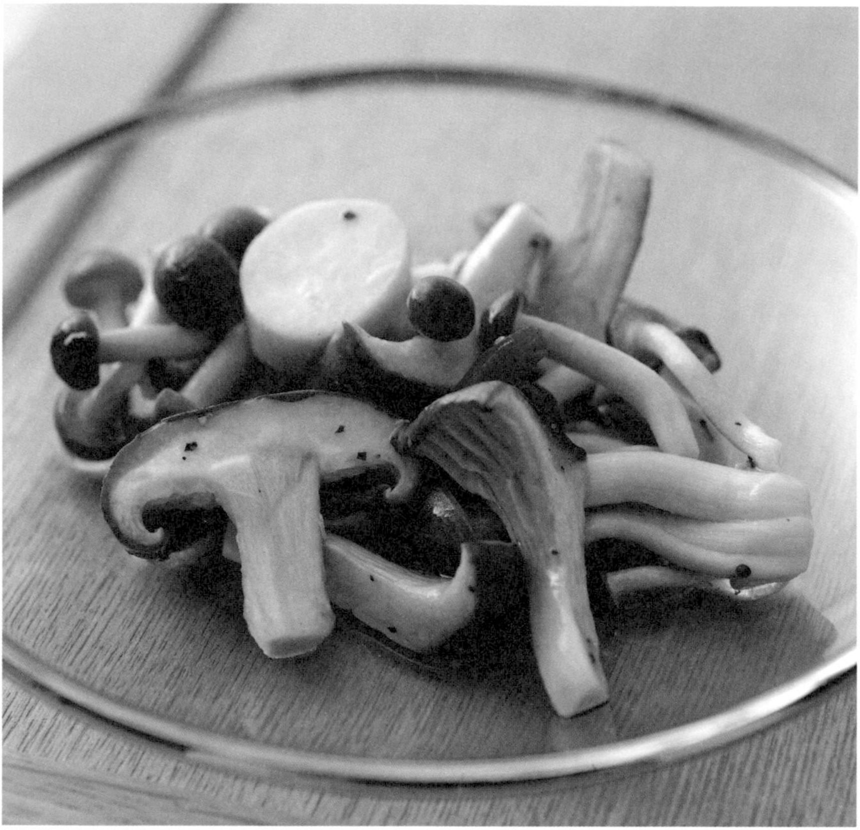

材料（2 人份）

杏鮑菇……1 包　香菇……4 朵
鴻喜菇……1 包（100g）
蒜片……2 片　紅辣椒……1 根
月桂葉……1 小片
醬料 ……白酒 1 大匙，橄欖油 2 小匙，鹽 1/3 小匙，胡椒少許

作法

1 杏鮑菇的柄切圓片，蕈傘縱切成四等分。香菇對半縱切，鴻喜菇去掉底部並剝成小朵。紅辣椒對半斜切。

2 鍋子裡加入 1、大蒜、月桂葉、醬料，稍微拌一下。蓋上鍋蓋加熱，煮沸後調成小火，再煮 4 ～ 5 分鐘。

水菜海帶芽韓式涼拌

用徹底清潔腸道的海帶芽，
做成簡單的韓式涼拌菜。

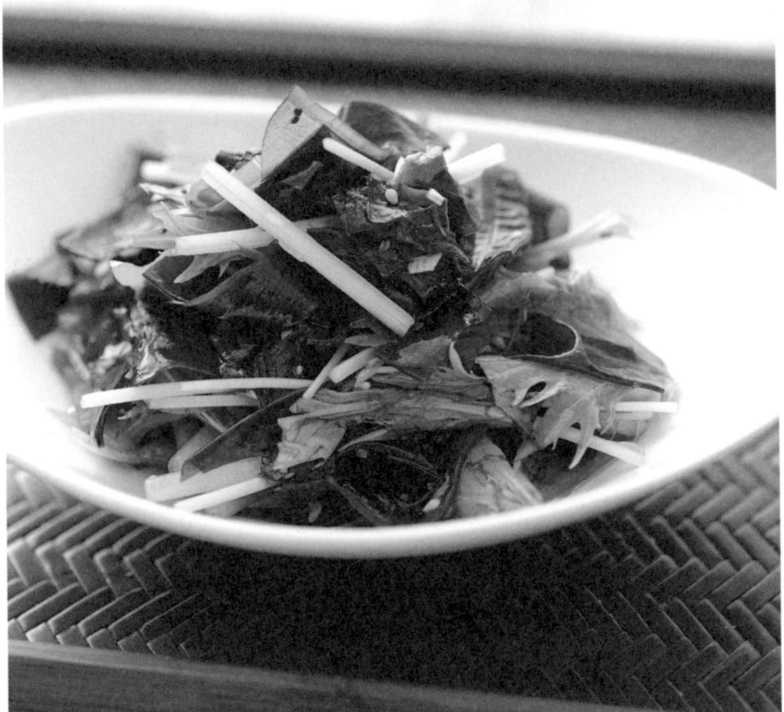

材料（2 人份）

海帶芽（泡水）……80g
水菜……60g
醬料 ……長蔥切成蔥花 1 小匙，蒜末、鹽、一味辣椒粉各少許，麻油 1 又 1/2 小匙

作法

1 海帶芽切成一口大小，水菜切成 3cm 的長段。
2 在 1 中拌入醬料調味。

紅茶漬果乾

果乾帶著紅茶風味的糖漿，
口味香醇芬芳。

材料（方便製作的份量）

李子乾……8 顆
無花果乾……4 顆
杏桃乾……4 顆
檸檬圓片……1 片
紅茶包……1 個
醬料 ……水 1/2 杯，白酒 1/4 杯，砂糖 30g

作法

1 鍋子裡加入茶包、醬料後煮沸。
2 把 1 的茶包取出，趁熱加入檸檬、果乾，醃一個晚上。

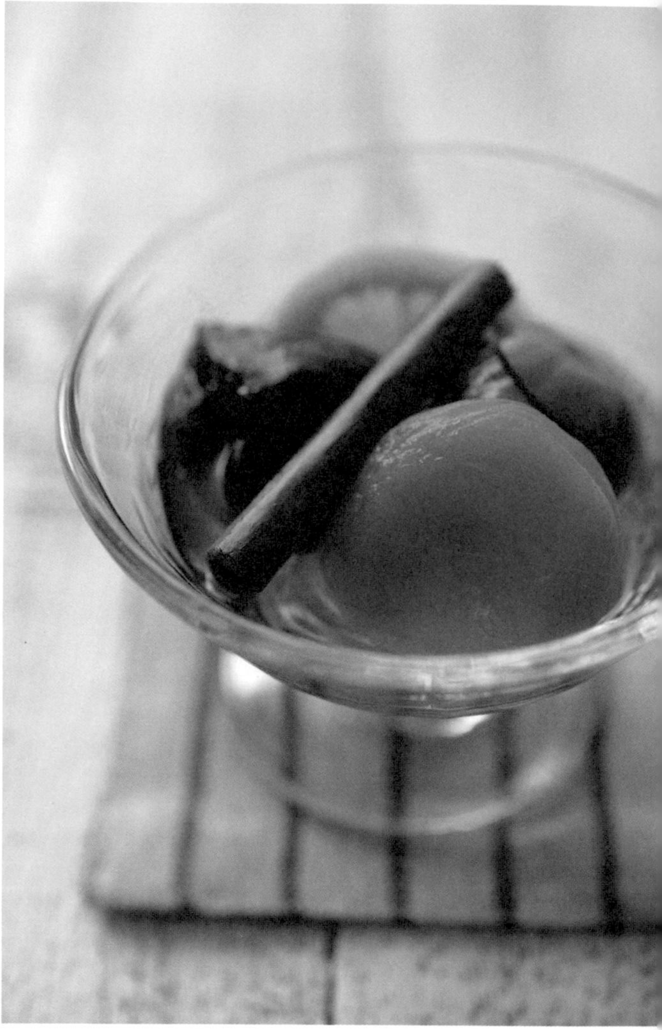

有效消除便祕的優格也要均衡攝取

很多人認為，要消除便祕應該多攝取發酵類食品。尤其優格，很多廠商都會以調整腸內環境為廣告賣點，銷售多種商品。每個牌子使用各種不同的菌種，各有不同特色，似乎根據腸內細菌狀態跟特性，有適合或不適合的類型。嘗試2星期左右，如果便祕或腹瀉的狀況沒有改善，請換其他種類的優格。

我發現有很多人早上只吃優格，或是頂多搭配麵包、咖啡跟優格。這樣的飲食內容缺乏蛋白質跟膳食纖維，營養不均，將無法消除便祕。

建議最好還是有主食＋使用蔬菜的沙拉或湯品，再搭配蛋類菜色。先攝取營養均衡的早餐，再加一份優格。

養生專欄 4

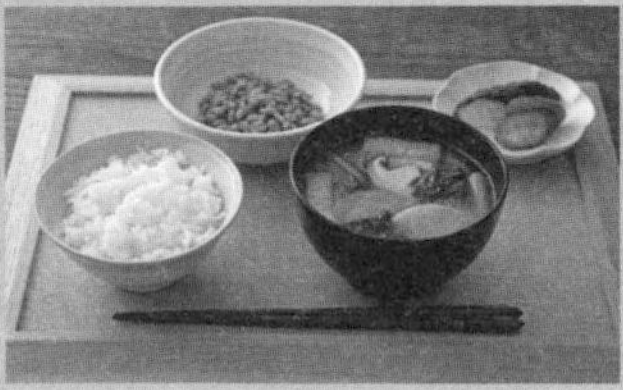

白飯搭配味噌湯、納豆及醃菜，
是最簡單的日式早餐。

日式經典的早餐是發酵食品的寶庫

仔細觀察日式早餐，會發現其中有很多發酵食品。讓我們看看最經典的菜色。首先，不可或缺的是現煮白飯搭配味噌湯。配菜的話大多是納豆加醃菜。

味噌湯使用的味噌就是發酵食品，湯裡還加了海帶芽之類的海藻、蔬菜，可以攝取到膳食纖維。如果又加入豆腐或油豆皮，還能攝取蛋白質。另外加一道富含各種維他命的燙青菜、含有礦物質的海苔或紅燒昆布，行有餘力還可以加個烤魚或蛋類菜色，就更豐富了。

其他的發酵食品還有優格、醋、醬油、鹽麴、韓式泡菜……等等，配合台灣人的口味，你也可以依照自己的喜好，選擇搭配不同的發酵食品製作早餐。由於積極攝取發酵食品跟膳食纖維可以預防便祕，為便祕所苦的人，不妨先重新檢視一下平常吃的早餐類型。

PART 5

身體出現水腫

身體出現水腫

如果是因為重大疾病，像是腎臟、心臟狀況不好而導致身體水腫時，就需要接受正規的治療。不過，有時候因為體內不平衡，身體也會水腫。

東方醫學的觀點是「因為代謝水分的能力不足才會水腫」。這樣的能力因人而異，如果代謝水分的功能不好，卻攝取超過所需的水分，體內積水就會水腫。另外，水分會造成身體虛冷，血液循環變差，就更容易水腫了。

腿部容易水腫的人，在腿部增加肌肉很重要。因為小腿肌肉的活動會類似幫浦作用，把水分往上送。

至於飲食的調味，外食或現成的熟食多半重口味，也用了比較多的化學調味料跟添加物。這類飲食通常鈉含量很高，會在身體累積水分，也是造成水腫的原因。

消解水腫自古以來有個大家熟知的食材，就是紅豆。紅豆中含的皂素具有利尿作用，有助於將水分排出體外。

食材重點提示

調整體內造成水腫的水分，要多攝取含鉀的食物。

含有豐富的鉀

冬瓜……成分中幾乎都是水，利尿作用自古就受到矚目

山苦瓜……原本是沖繩的鄉土蔬菜。具有利尿作用，可將鹽分排出體外

小芋頭……排出體內多餘的鹽分，防止水腫

山藥……有很強的利尿作用，並有助身體排出多餘鹽分，減少水腫

紅豆……內含豐富的鉀，有助於排出鹽分及老廢物質，提升水分代謝

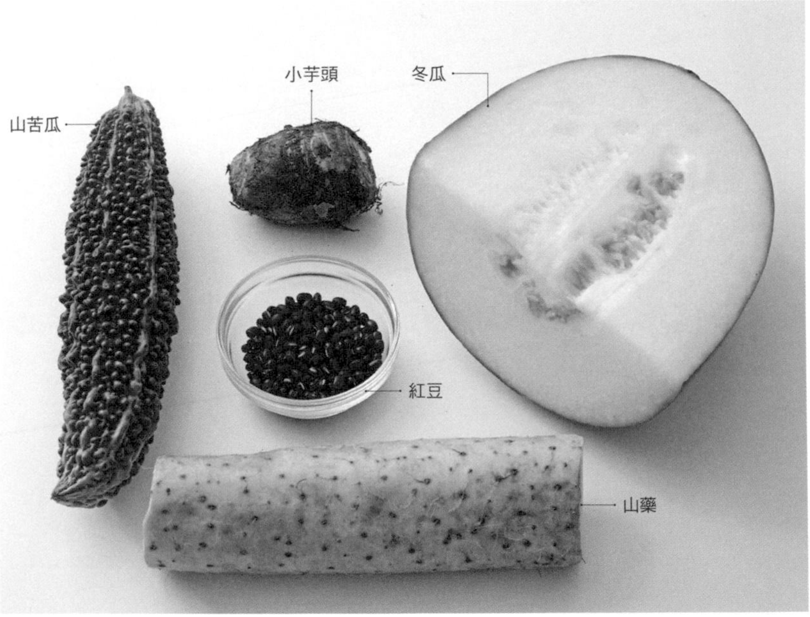

雙腿跟身體
感覺水腫

長蔥鹽炒小芋頭

小芋頭用長蔥跟蝦
一起炒到香味四溢。

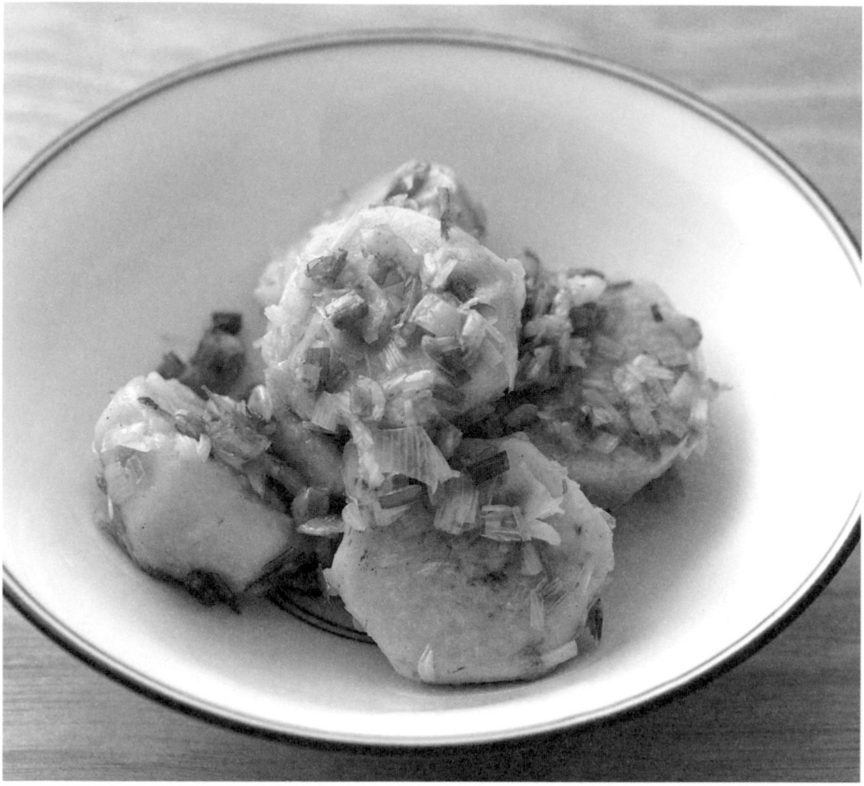

材料（2 人份）

小芋頭……300g
長蔥……1/2 根
櫻花蝦……1/2 大匙
麻油……1/2 大匙
醬料……水 1/2 杯，酒 2 大匙，鹽 1/3 小匙，胡椒少許

作法

1 小芋頭削皮搓鹽，洗掉滑膩感後擦乾水分。
2 長蔥、櫻花蝦切成粗末。
3 平底鍋裡倒入麻油加熱炒 1，再加入 2 拌炒。
4 在 3 中加入醬料，蓋上鍋蓋加熱。煮沸後調成小火煮約 15 分鐘，煮到小芋頭變得軟爛。最後打開鍋蓋，用大火煮到湯汁收乾。

山葵醬拌山藥秋葵

山藥跟秋葵的黏液，
排出體內多餘的水分！

材料（2人份）

山藥……200g
秋葵……3根
醬料……山葵、鹽各少許，醬油、醋各2小匙，沙拉油1小匙

作法

1 秋葵表面抹鹽（標示份量之外），迅速汆燙切薄片。
2 山藥削皮，切成3cm的細絲。
3 盛入容器內淋上醬料。

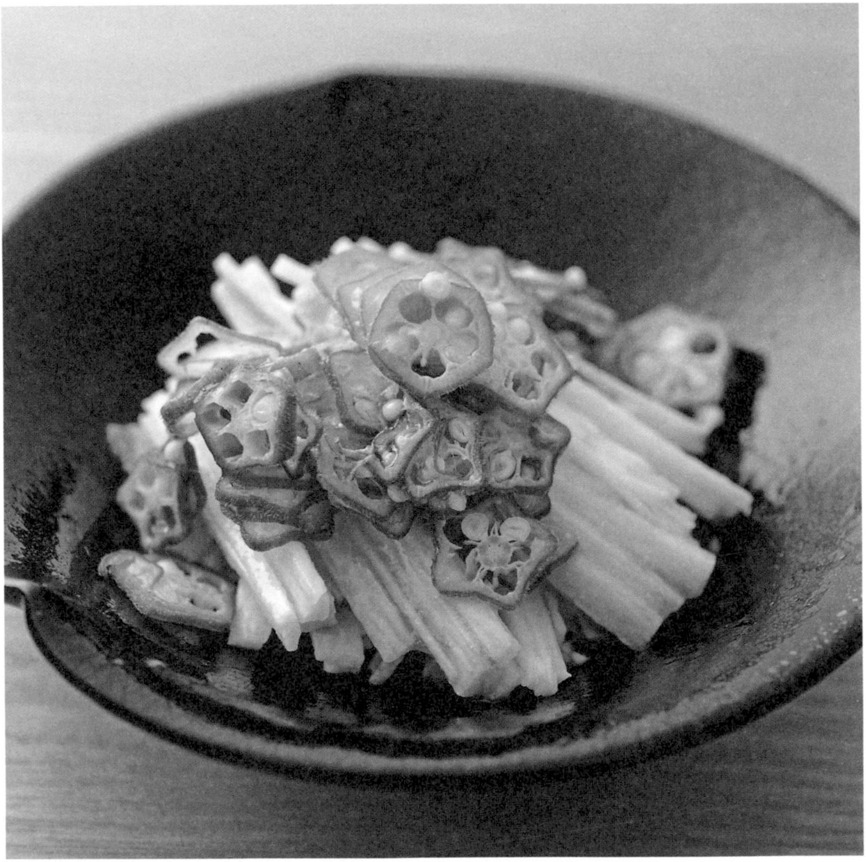

紅豆蔬菜番茄湯

紅豆加根莖蔬菜燉到軟爛，讓體內清新舒暢的湯品！

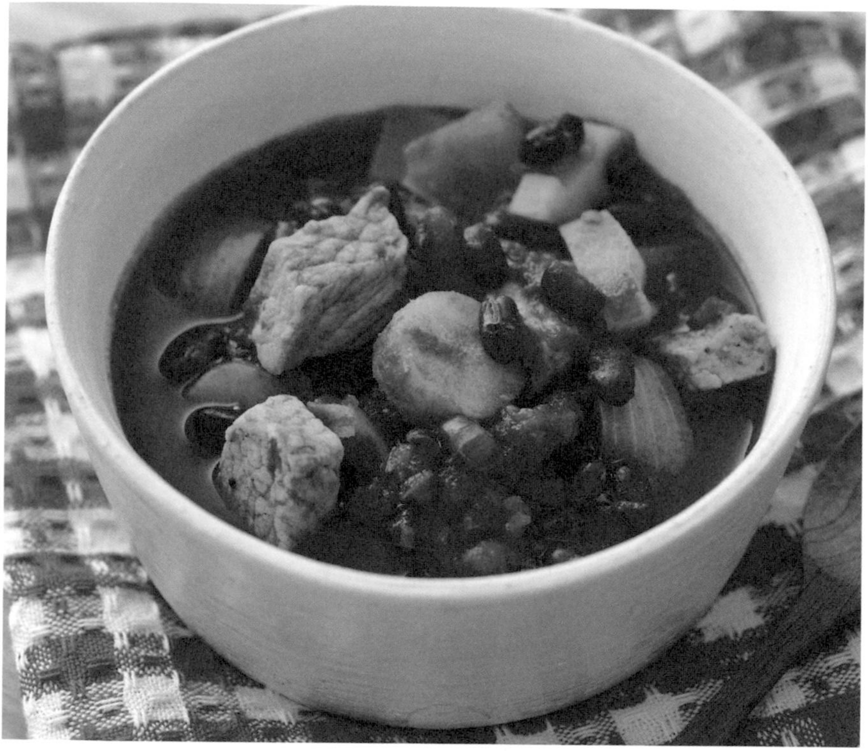

材料（2 人份）

紅豆……60g　洋蔥……1/4 顆
紅蘿蔔……60g　蓮藕……50g
牛蒡……40g　整塊豬肉……100g
橄欖油……1/2 大匙
水……1/2 杯
月桂葉……1 小片
水煮番茄（切塊罐頭）……200g
番茄醬……1 大匙
鹽、胡椒……各少許

作法

1 紅豆洗乾淨後汆燙過把水倒掉，重新加入蓋過紅豆的水，煮到稍硬備用。
2 洋蔥、牛蒡、蓮藕、紅蘿蔔切丁，蓮藕、牛蒡泡水後把水分瀝乾。
3 豬肉切小塊，撒點鹽、胡椒。
4 鍋子裡倒入橄欖油加熱，加入 2、3 拌炒，加入水、月桂葉，蓋上鍋蓋。煮沸後調成小火煮約 10 分鐘。
5 在 4 中加入水煮番茄、番茄醬、紅豆，再熬煮約 10 分鐘，用鹽、胡椒調味。

豆腐小炒

關鍵在於山苦瓜苦味的經典沖繩家常菜。

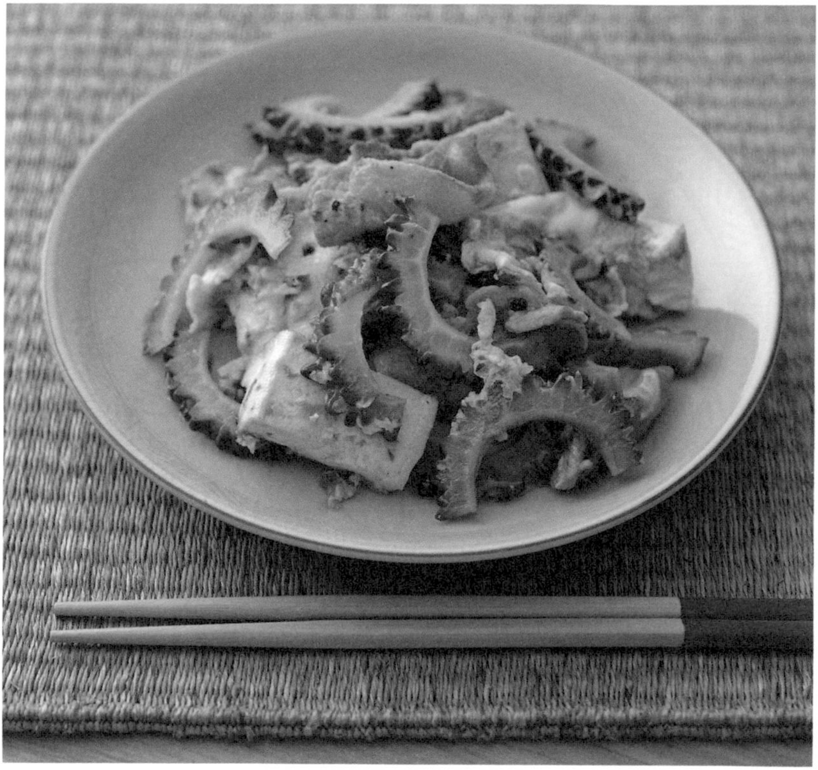

材料（2 人份）

木棉豆腐……200g
豬肉薄片……100g
山苦瓜……1/2 根
鹽、胡椒……各少許
蒜片……1 片
麻油……1 大匙
醬料……柴魚片 1/2 包，醬油 1/2 大匙，鹽、胡椒各少許

作法

1 豆腐用廚房紙巾包住，上方加重物，吸乾水分。
2 豬肉切成一口大小，撒點鹽、胡椒。
3 山苦瓜去籽、瓜囊，切成薄片。
4 平底鍋倒入麻油加熱，加入豬肉、大蒜炒香，豆腐剝碎加入，接著再加入山苦瓜拌炒。
5 將醬料拌入 4 調味。

鮮蝦冬瓜羹

含有大量水分的冬瓜，搭配鮮美蝦仁燉煮入味。

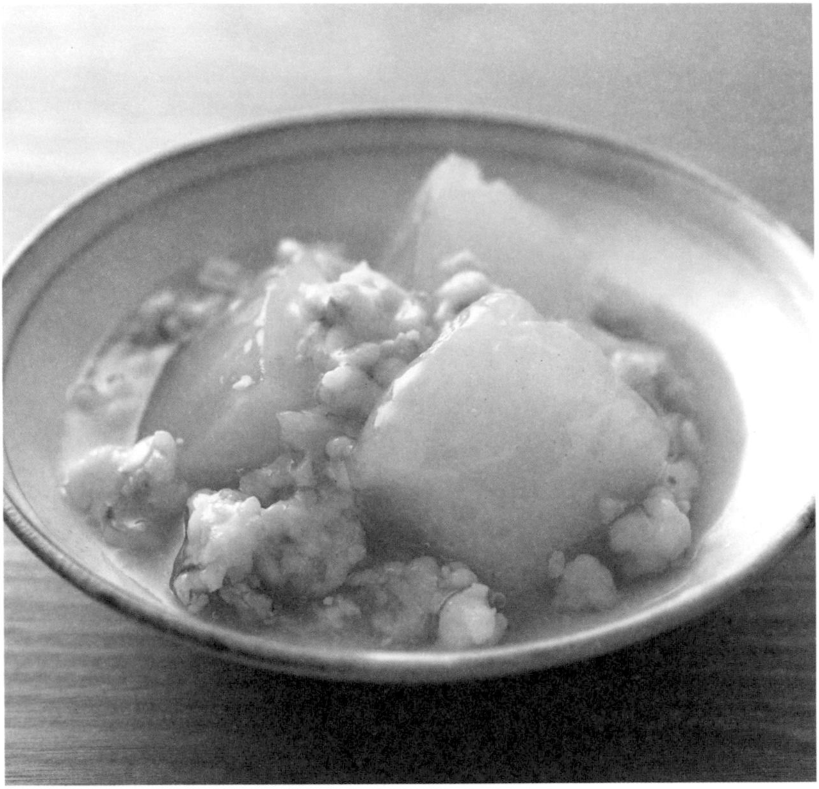

材料（2 人份）

冬瓜……300g
蝦……4 尾
高湯……1 又 1/4 杯
味醂……2 小匙
鹽……1/3 小匙
醬油……1/2 小匙
薑汁……1/2 小匙
太白粉……1 大匙
水……2 大匙

作法

1 冬瓜切成一口大小，薄薄削掉瓜囊跟皮。
2 蝦剝殼，去掉腸泥開背剁碎。加入薑汁拌勻。
3 鍋子裡加入高湯、味醂、鹽、醬油，加入 1 蓋上鍋蓋加熱。
4 3 煮沸後調小火，燉煮約 15 分鐘，加入 2 再煮約 4 ～ 5 分鐘。加入太白粉液，再煮到滾。

學習古人的消水腫良方

自古以來認為能有效消水腫的食材，就是具有利尿作用的「紅豆」跟「薏仁」。紅豆常用來做日式甜點跟紅豆湯，薏仁則煮成薏仁茶。兩種也都是很重要的藥材。

紅豆另有「紅鑽石」的別名，由此可知古時候的人是多麼重視這項食材。當作藥材時，不加糖直接將紅豆單用水煮。由於紅豆的有效成分都在皮裡頭，光是小火慢燉就能溶解出有效成分。

就漢方來說，建議每天喝一杯紅豆水，尤其在容易出現水腫的下午或飯前喝更有效。這不是當點心吃，所以最好不加糖，直接飲用。但如果實在想要加點甜味，就加含較多礦物質的黑糖。另外，紅豆據說還能促進乳汁分泌，過去也會讓產後的媽媽飲用。

薏仁在漢方中正式名稱是「薏苡仁」。除了利尿之外，也有解熱的效果，在日本會沖成茶，經常在夏天飲用。現在常是在冰箱冷藏或是加入冰塊喝，但過去一般來說都喝常溫或是溫飲。其實這樣比較不會讓身體虛冷，還能提高代謝，應該會覺得更有效。

自古以來的老祖宗智慧，大多都能實際感受到效果，大家可以多試試。

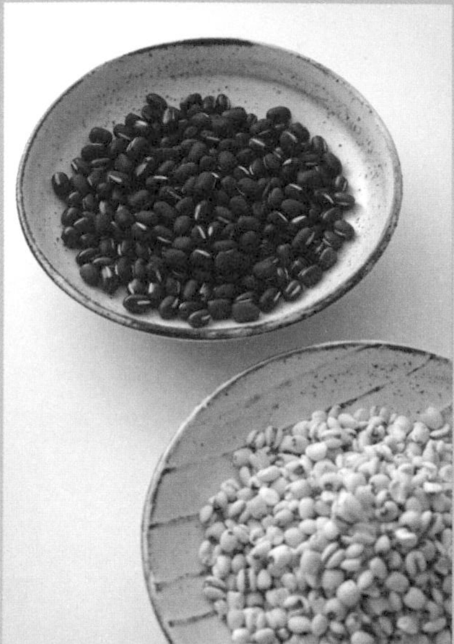

無論當作食材或藥材，自古以來就很受到重視的紅豆跟薏仁，在日常飲食中多加善用，就能消除水腫，身輕如燕！

PART 6

因為貧血而頭暈

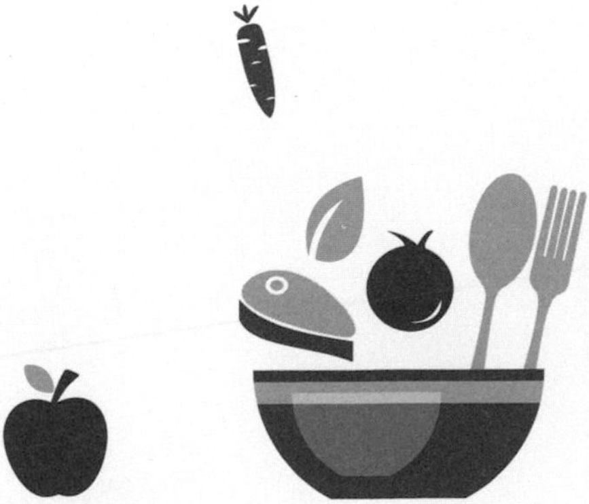

因為貧血而頭暈

貧血指的是血液中血紅素不足的狀態。紅血球的工作是負責運送體內的氧氣，缺乏紅血球會使得氧氣無法送到全身，導致虛弱無力，感到頭暈。

人體隨時都會製造新的血液，但製造紅血球少不了鐵質跟維他命B。因此，如果缺乏鐵質跟維他命B，就很難製造紅血球，導致貧血。

此外，吸收鐵質還需要維他命C。不妨將富含鐵質與維他命B的肝臟、貝類、海藻，搭配含有大量維他命C的蔬菜一起料理。蔬菜之中有不少同時含有豐富的維他命C與B群，稍微用心挑選就能在少量食材中攝取到充分的鐵質、維他命B群及維他命C。改善貧血最有效的一道菜，就是「韭菜炒豬肝」。

另一種經常跟貧血搞混的症狀是低血壓。血壓過低時，在站立起身後會出現暈眩，但這跟貧血是完全不同的狀態。

食材重點提示

造血需要的鐵質跟維他命B群，務必要攝取足夠，才能預防貧血。

鐵質

肝臟……一般多指豬肝或雞肝，是常見用來改善貧血的食材

海瓜子……補充不足的血紅素，幫助身體恢復到正常狀態

羊栖菜……提高鐵質吸收率。搭配富含維他命C的食材一起料理

小松菜……跟菠菜都是含有豐富鐵質的蔬菜

維他命B群

牛肉……葉酸及維他命B群都能促進骨髓的造血功能

維他命C

韭菜……除了鐵質之外，也富含有助吸收鐵質的維他命C

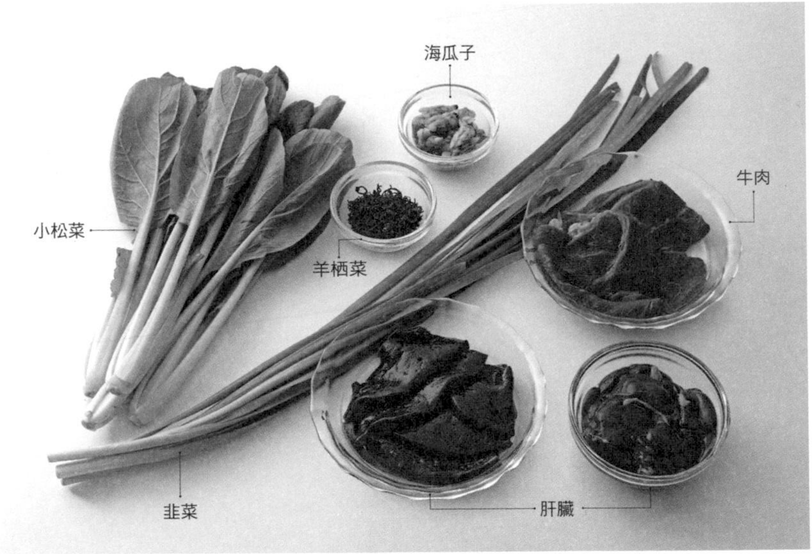

想要提振
身體狀況時

柚子胡椒炒海瓜子豆腐

罐頭海瓜子也含有豐富鐵質。
搭配豆腐增添份量。

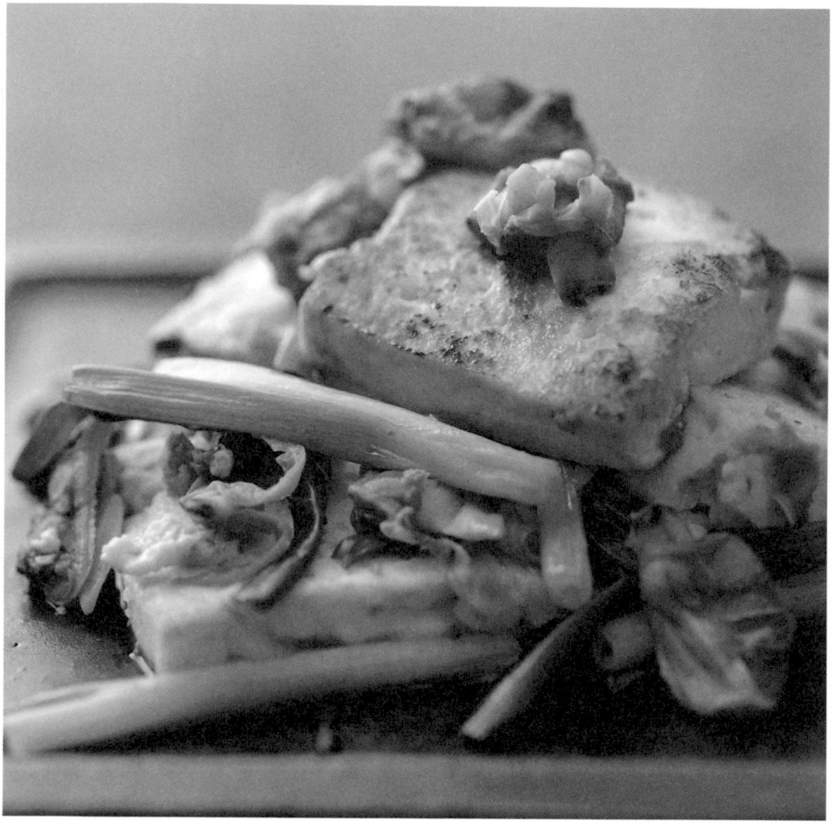

材料（2 人份）

海瓜子（罐頭）……（小）1 罐（65g）
木棉豆腐……1 塊
萬能蔥……40g
沙拉油……2 小匙
醬料……柚子胡椒 1/3 小匙，酒 1 大匙，醬油 1/2 小匙，鹽少許

作法

1 豆腐用廚房紙巾包起來，吸乾水分後切成大塊。萬能蔥切成 3cm 長段。
2 平底鍋倒入沙拉油加熱，豆腐煎到金黃色。加入萬能蔥、海瓜子拌炒，用醬料調味。

醬煮雞肝

看似麻煩的雞肝，
可用熟悉的調味料輕鬆調理。

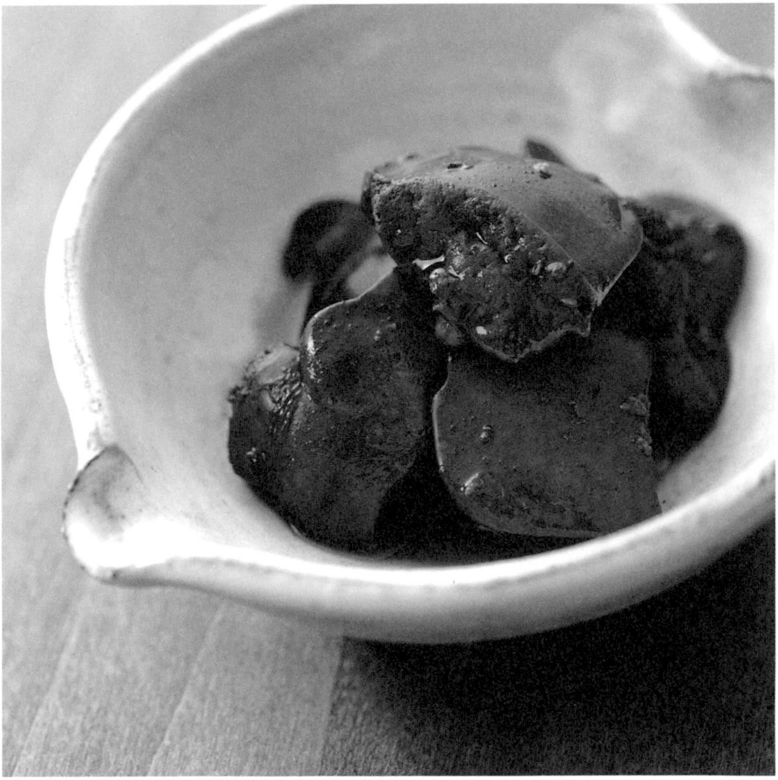

材料（2 人份）

雞肝……200g
伍斯特醬……2 大匙
酒……2 大匙
月桂葉……1 匙

作法

1 雞肝泡水 15 分鐘左右，去掉血水。
2 鍋子加入熱水煮沸後加入 1，再煮沸後撈出來，洗掉雜質。
3 在另一只鍋子裡加入 2、酒、伍斯特醬、月桂葉後，蓋上鍋蓋加熱。煮沸後調成小火，煮約 10 分鐘。

羊栖菜小松菜沙拉

羊栖菜與小松菜的雙重作用，
做出一份含有豐富鐵質的造血沙拉。

材料（2 人份）

羊栖菜……10g
小松菜……100g
黃甜椒……1/6 顆
柴魚片……2 撮
醬料 ……醬油、醋各 2 小匙，麻油 1 小匙，鹽、胡椒各少許

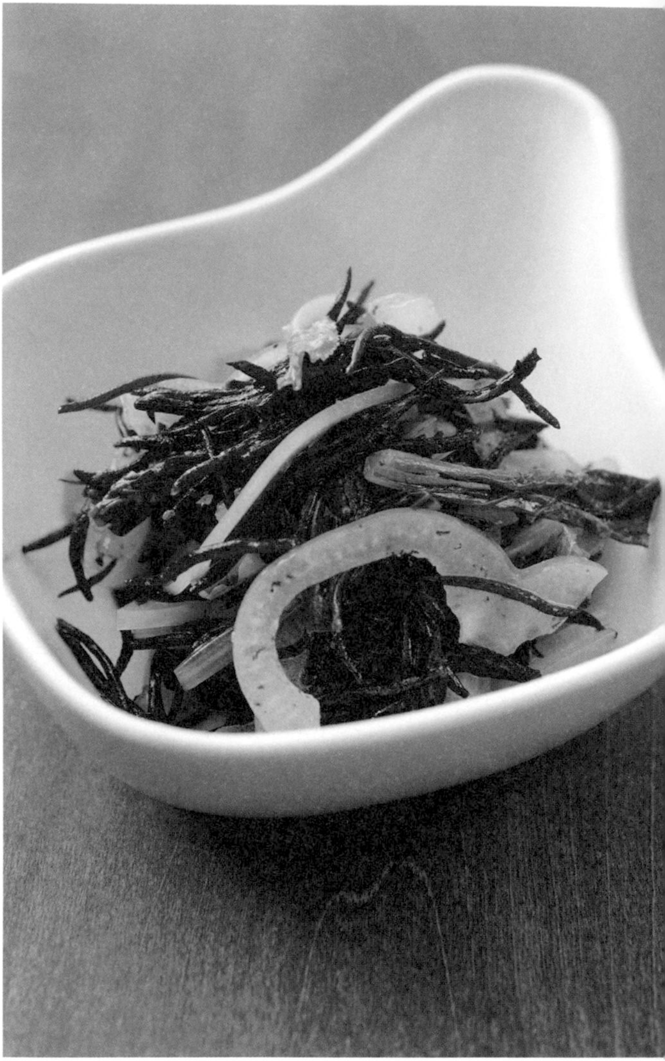

作法

1 羊栖菜泡水，瀝乾水分備用。
2 小松菜汆燙後，泡水冷卻。
3 在 2 的湯汁裡加入 1，稍微燙過後撈起來備用。
4 把 2 的小松菜水分擰乾後，切成 3cm 長段。甜椒切絲。
5 將醬料混合，拌入 3、4 跟柴魚片。

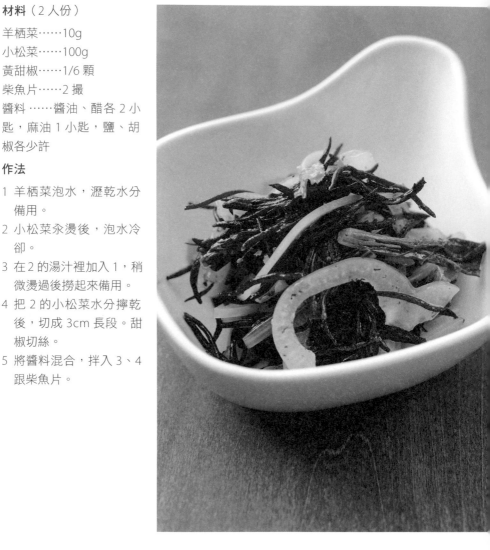

韭菜炒豬肝

最熟悉的豬肝料理，
享用美味同時補充鐵質！

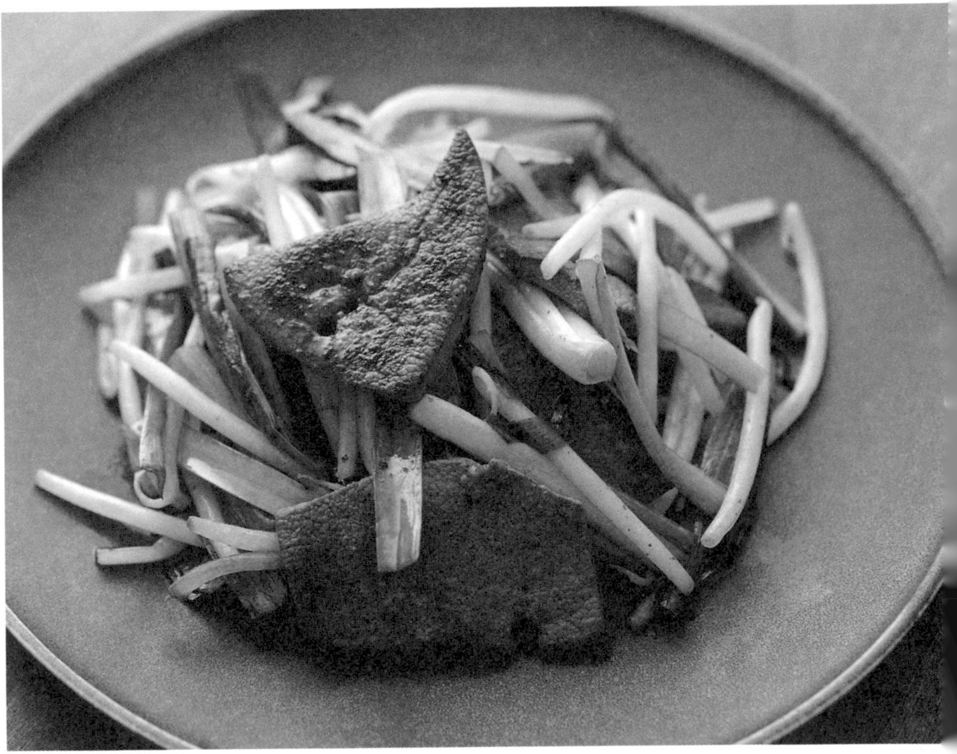

材料（2人份）

豬肝……150g　韭菜……1把
豆芽……1/2包　大蒜……1/2瓣
沙拉油……1大匙
醬料 **A**……薑汁、醬油各1小匙，麻油1/2小匙，胡椒少許
醬料 **B**……醬油1/2大匙，酒、砂糖各1小匙，鹽、胡椒各少許

作法

1 豬肝切薄片，拌入醬料 **A** 醃漬15分鐘備用。
2 韭菜切成3cm長段，大蒜切片。
3 平底鍋加入沙拉油加熱，放入豬肝煎兩面。
4 在3中加入豆芽、2拌炒，加入醬料 **B** 調味。

韓式炒牛肉

以類似韓式烤肉口味的炒牛肉，
用菜葉包著清爽入口。

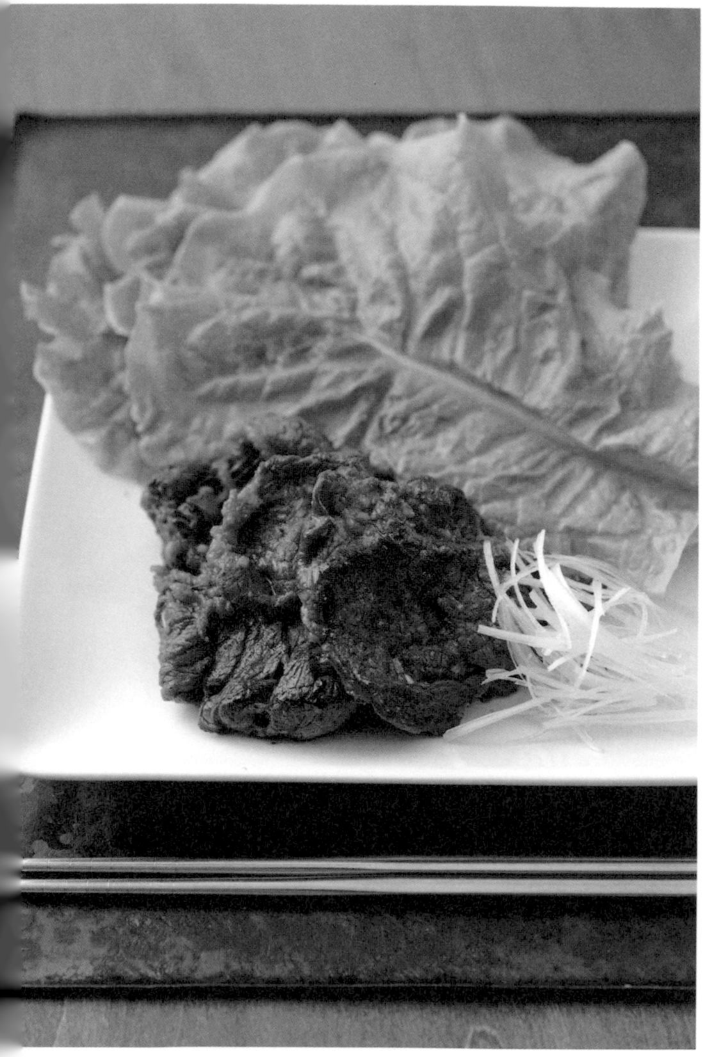

材料（2 人份）

薄牛肉片……200g
長蔥……5cm 長段
大蒜……1/2 瓣
芝麻……少許
嫩葉萵苣……適量
醬料 ……韓式辣醬、麻油 1 小匙，醬油 2 小匙，砂糖 1 小匙

作法

1 長蔥、大蒜切末，加入醬料一起跟牛肉拌勻。
2 不沾鍋加熱，加入 1 拌炒，撒點芝麻。
3 把 2 盛入盤子裡，附上嫩葉萵苣包著肉一起享用。

PART 7

疲勞、倦怠、身體沉重

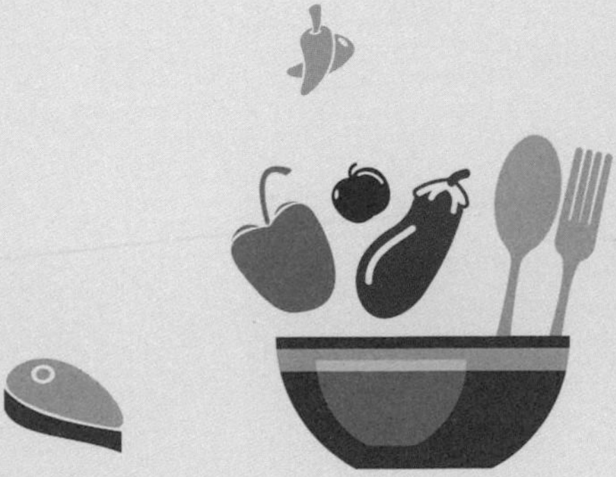

疲勞、倦怠、身體沉重

當感覺疲勞、倦怠，就是身體需要休息的重要警訊，反映了身體判斷出不管是生理或心理都已經超出了自己極限的狀態。

過勞、劇烈運動、睡眠不足、壓力、營養失衡、過度減重等，原因各有不同，但要是休養也無法恢復，很可能是有潛在的重大疾病。有時候也會因為憂鬱症等原因，造成長期感到疲勞。更可怕的是，沉浸在工作或運動上的成就感中，不容易發現疲勞。沒發現到身體要求休息的警訊，可能會導致更危險的狀態。

疲勞時首先要以充分的睡眠讓身體好好休息，然後消除壓力，調整營養均衡。飲食方面以維他命B群為主，並積極搭配攝取維他命C、E、鐵質、葉酸、礦物質。尤其像鰻魚、豬肉，維他命B的含量都很豐富，自古就是增添活力時不可缺少的食材。

食材重點提示

疲勞時的關鍵是飲食均衡，
特別以補充維他命和鐵質為主。

維他命B群

豬肉……B1將糖轉換成能量

鰹魚……紅肉部分B1含量較多，有助消除疲勞

豆苗……維他命B群提高新陳代謝

維他命C

青花菜……富含維他命C有助消除疲勞

維他命E

鰻魚……維他命E、B1、B2，有助消除疲勞

鐵質

韭菜……富含維他命C，提高鐵質吸收率

干貝……含有大量鐵質、鋅及維他命B1

其他

綠蘆筍……含有天門冬酸，有助消除疲勞

洋蔥、長蔥……硫化物有助於維他命B1的吸收

大蒜……增精素預防疲勞

旗魚……咪唑二肽化合物打造耐疲勞的體質

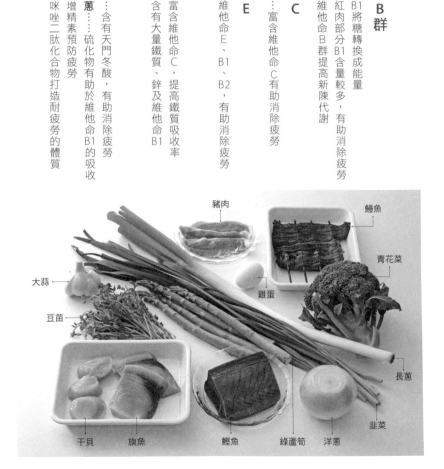

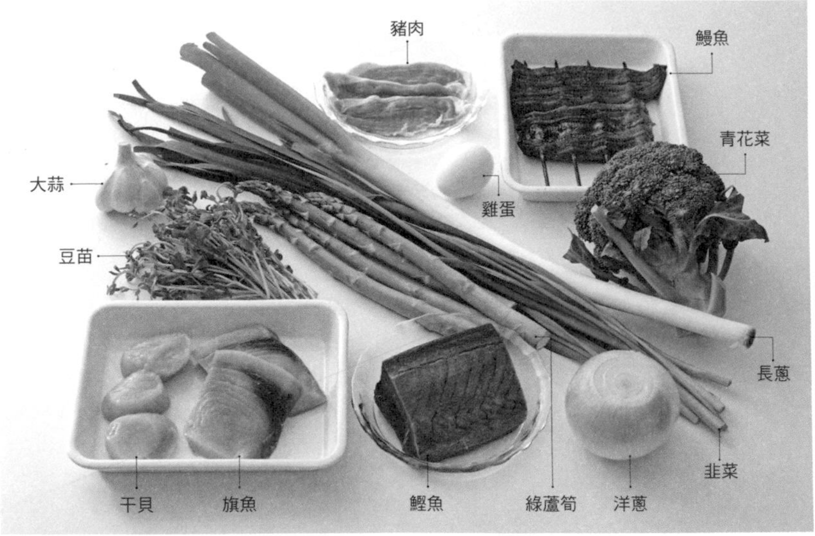

不想做菜時

炒蘆筍搭荷包蛋

含有天門冬酸的蘆筍，
是滋補強身的蔬菜。

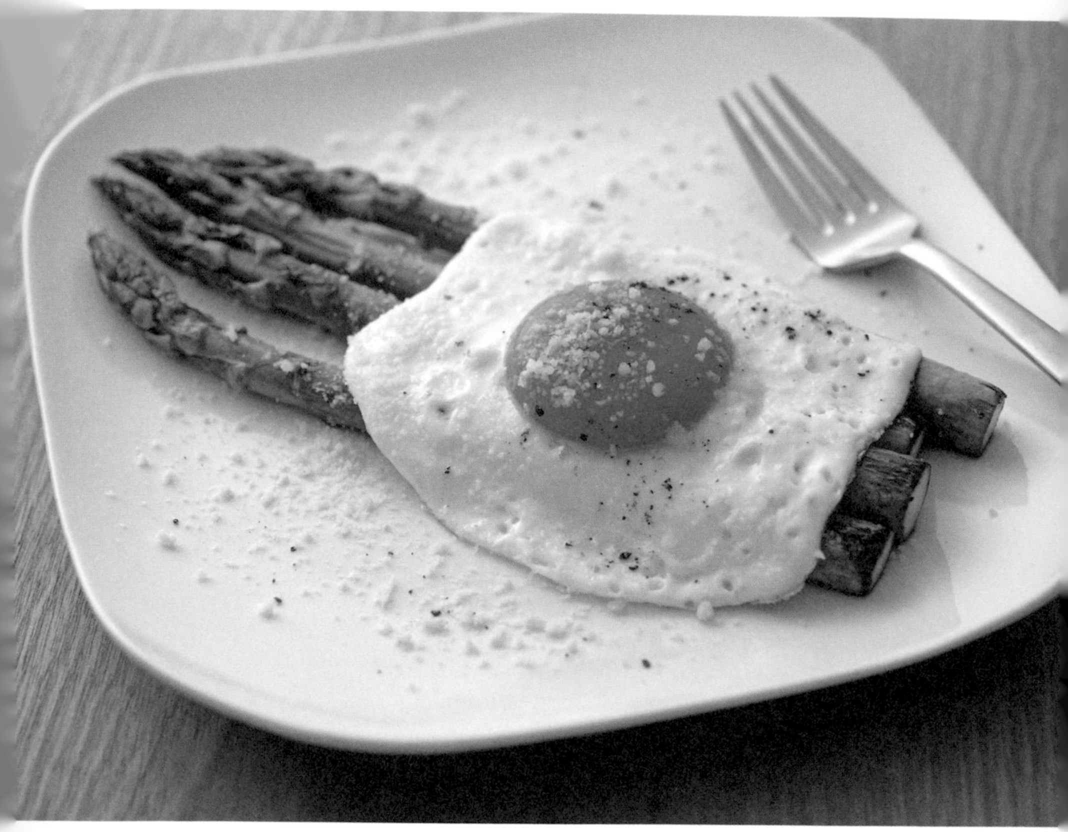

材料（2 人份）

綠蘆筍……200g
橄欖油……2 小匙
鹽、胡椒……各少許
蛋……2 顆
帕瑪森乳酪……2 小匙

作法

1 蘆筍切掉根部較硬的部分。
2 平底鍋加熱，倒入 1 小匙橄欖油，加入 1 用中火加熱，撒點鹽、胡椒，盛到盤子裡。
3 用廚房紙巾把 2 的平底鍋擦乾淨，再倒入 1 小匙橄欖油，打蛋入鍋煎荷包蛋。
4 把 3 鋪在 2 上，撒點帕瑪森乳酪。

檸檬奶油燴南瓜

檸檬富含去除疲勞的檸檬酸，搭配南瓜一起燴煮。

材料（2 人份）

南瓜（去籽、瓜囊）……200g
檸檬切圓片……2 片
醬料……水 1/2 杯，奶油 5g，
砂糖 2 小匙，鹽少許

作法

1 南瓜切成梳狀。
2 鍋子裡加入 1、檸檬、醬料，
蓋上鍋蓋後加熱。煮沸後調成
小火再燉 15 分鐘。

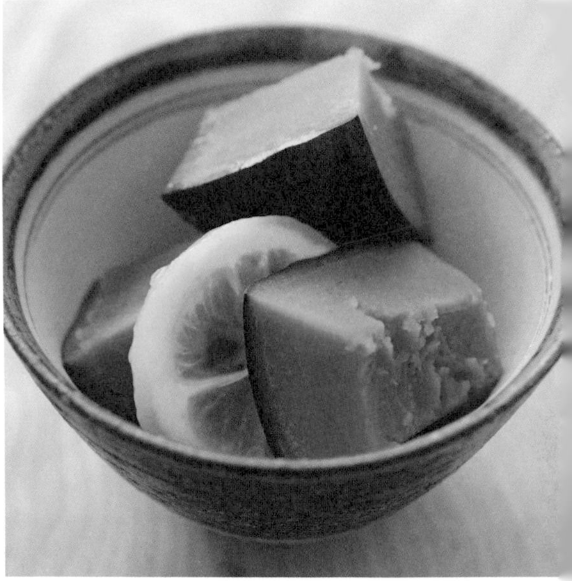

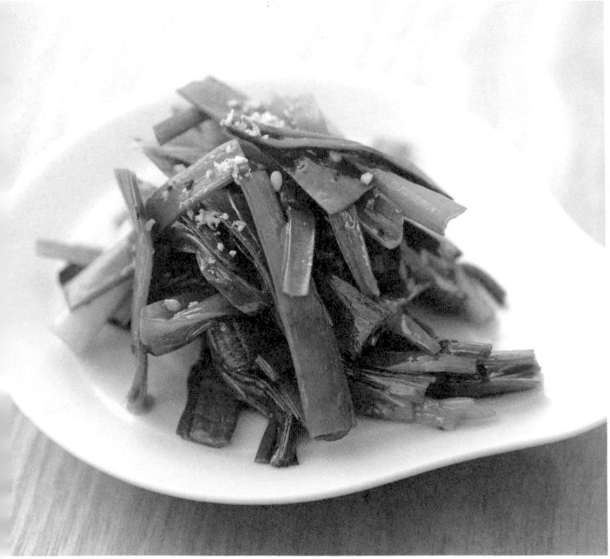

涼拌韭菜

含有鐵質跟維他命 C 的韭菜，
單品也能充分發揮威力！

材料（2 人份）

韭菜……1 把
芝麻……少許
醬料 ……麻油 1 小匙，鹽、
一味辣椒粉各少許

作法

1 韭菜迅速汆燙，切成 3cm 長段
後，擰乾水分。
2 在 1 拌入醬料後，盛入盤子裡
再撒點芝麻。

醬漬生鰹魚

拌入風味濃郁的醬汁，緩和紅肉的腥味。

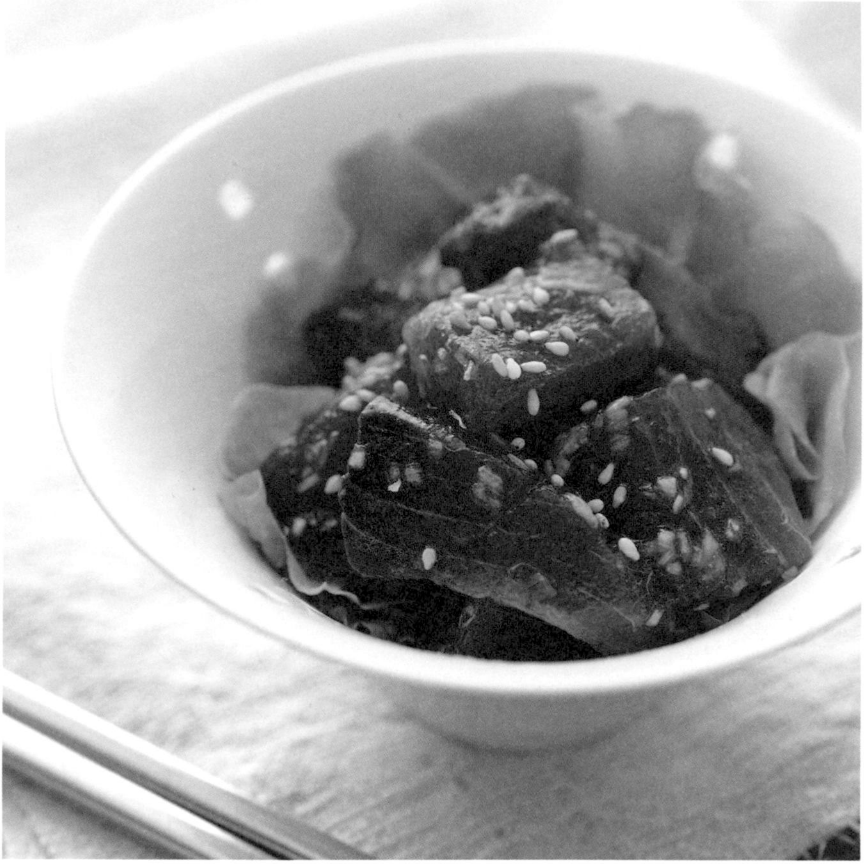

材料（2 人份）

鰹魚生魚片……200g
長蔥……3cm 長段
大蒜……1/2 瓣
嫩葉萵苣……適量
醬料 ……醬油 2 小匙，麻油 1 小匙，韓式辣醬 1/2 小匙

作法

1 長蔥、大蒜切末。
2 鰹魚切成方便食用的大小。
3 將 1、醬料混合，加入 2 拌勻。
4 在容器裡鋪上嫩葉萵苣，再盛入 3。

想增加活力時！

糖醋西芹旗魚

旗魚因能有效消除疲勞而成為備受矚目的食材。

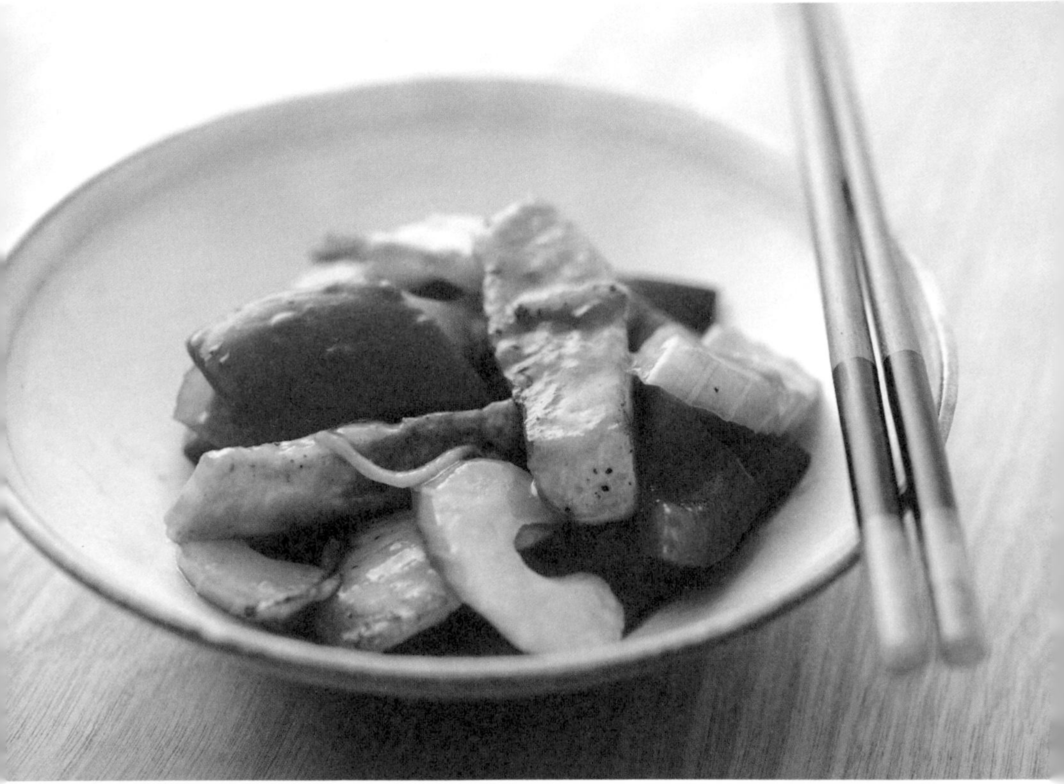

材料（2 人份）

旗魚……2 片　西芹……1 根
甜椒……1/2 顆　薑……1 小塊
沙拉油……1 大匙
醬料 **A** ……太白粉 1 小匙，鹽、胡椒各少許
醬料 **B** ……醋 1 大匙，醬油 2 小匙，砂糖 2 小匙，太白粉 1/4 小匙

作法

1 旗魚切斜片，加入醬料 **A** 拌勻備用。
2 西芹斜切，甜椒滾刀切小塊，薑切成細絲。
3 平底鍋裡倒入沙拉油加熱，加入旗魚煎到兩面成金黃色。
4 將 2 加到 3 裡拌炒，淋入醬料 **B** 調勻。

鯷魚醬炒青花菜干貝

集合消除疲勞的食材，口味的關鍵在鯷魚。

材料（2 人份）

青花菜……100g
鯷魚……1 片
干貝……150g
蒜末……1/2 瓣份
鹽、胡椒……各少許

作法

1 青花菜分成小朵，切成一半，大蒜切末。
2 鯷魚剁碎，干貝切成方便食用的大小，撒鹽跟胡椒。
3 平底鍋裡倒入橄欖油、大蒜後加熱，加入 1 拌炒。蓋上鍋蓋調成小火悶煮約 2 分鐘。
4 打開 3 的鍋蓋，調成大火，加入 2 拌炒，撒鹽、胡椒調味。

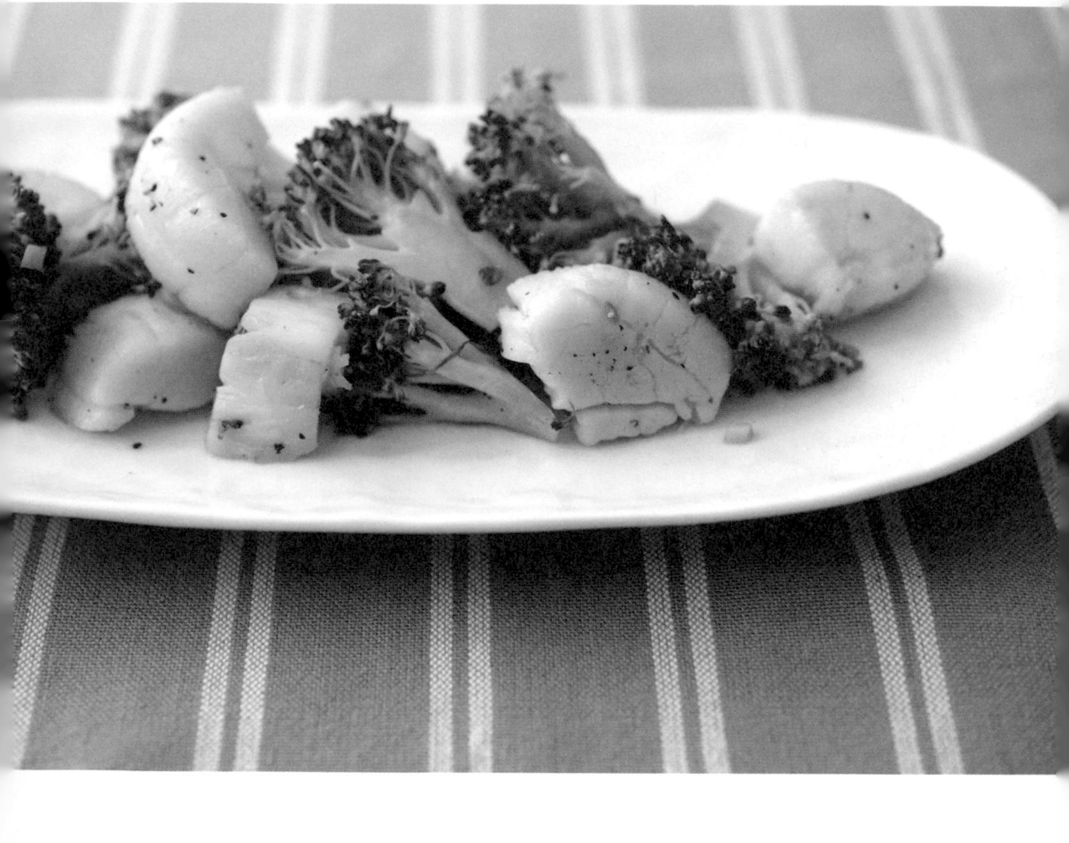

鰻魚佐料拌壽司

鰻魚儼然成了活力食材的代名詞，用鰻魚做一道豪華飯食。

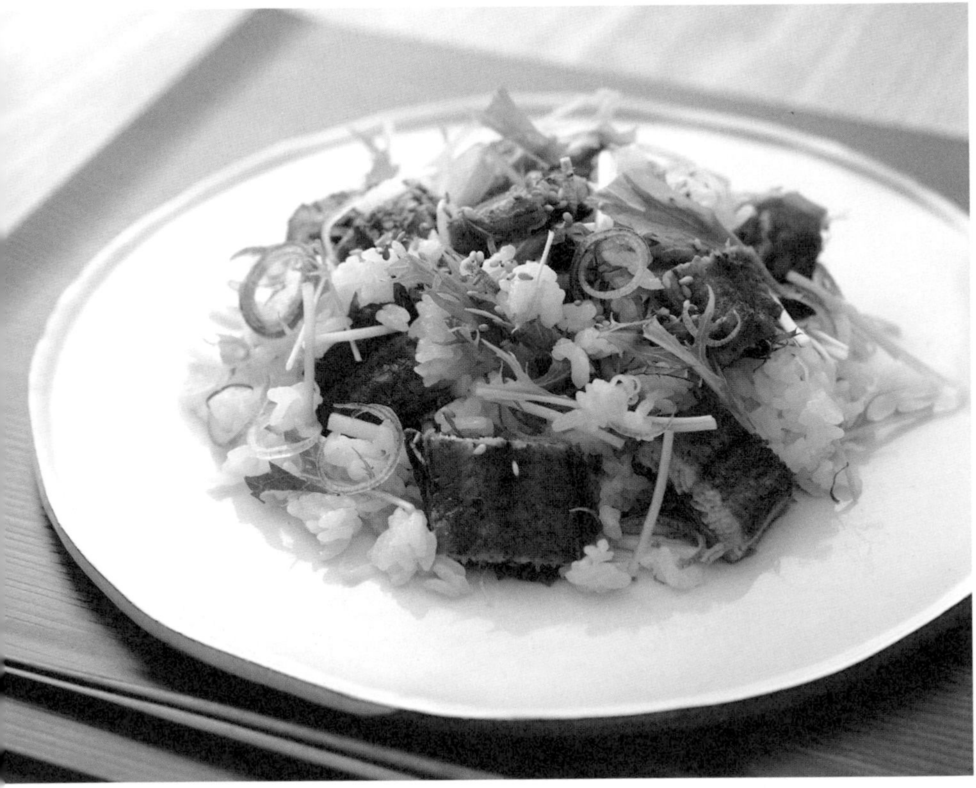

材料（2 人份）

熱白飯（最好是現煮）……1 杯份
蒲燒鰻魚……1 片　綠紫蘇……4 片
水菜……30g　蘘荷……2 顆
芝麻……少許
醬料……醋 2 大匙，砂糖 1 小匙，鹽 1/3 小匙

作法

1 將醬料的調味料混合，淋在飯上製作壽司飯。
2 蒲燒鰻切成一口大小。
3 水菜切成 3cm 長段，綠紫蘇切絲，蘘荷切細。
4 把 2、3 加到壽司飯裡，稍微拌勻後撒上芝麻。

補充能量！

甜辣醬炒洋蔥豬肉

將常見的中式菜色，
加入消除疲勞的食材再升級！

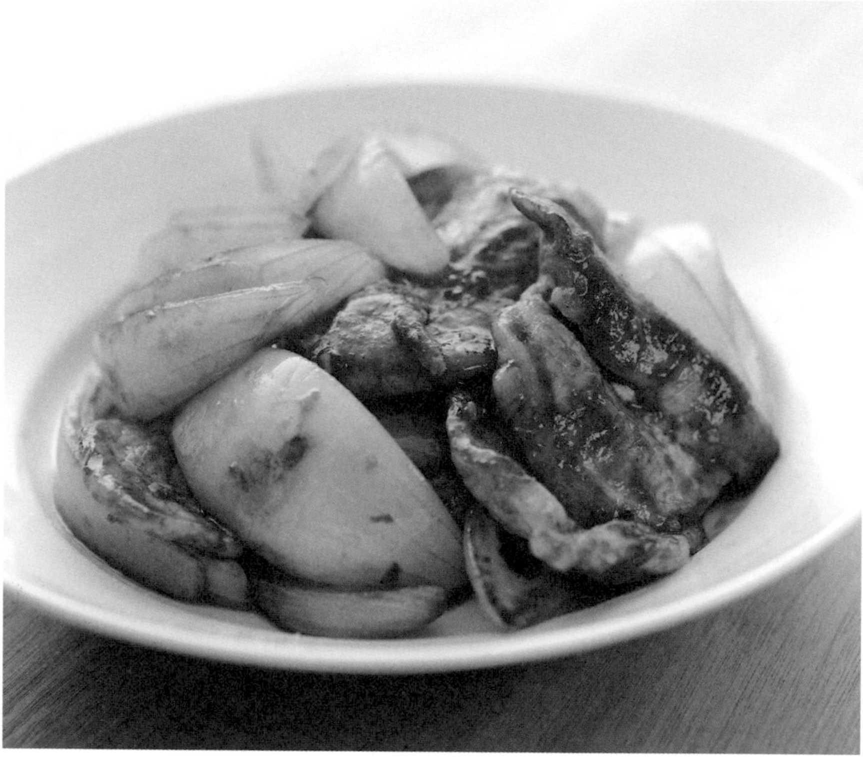

材料（2 人份）

薑燒豬肉用肉片⋯⋯200g
大蒜⋯⋯1/2 瓣　洋蔥⋯⋯1 顆
豆瓣醬⋯⋯1/2 小匙　麻油⋯⋯1 大匙
醬料 **A** ⋯⋯酒、太白粉各 1 小匙，胡椒、鹽各少許
醬料 **B** ⋯⋯番茄醬 1 大匙，醬油 2 小匙，醋 1 小匙，鹽、胡椒各少許

作法

1 豬肉切半，拌入醬料 **A** 靜置備用。
2 大蒜切成細末，洋蔥切成梳狀。
3 平底鍋裡倒入麻油加熱，將 1 的豬肉攤開下鍋炒。加入 2 再拌炒一下，接著加入豆瓣醬炒香。
4 醬料 **B** 混合後下鍋拌炒。

清燙豬肉洋蔥西洋菜沙拉

去除多餘的油脂，但消除疲勞的效果不打折扣。

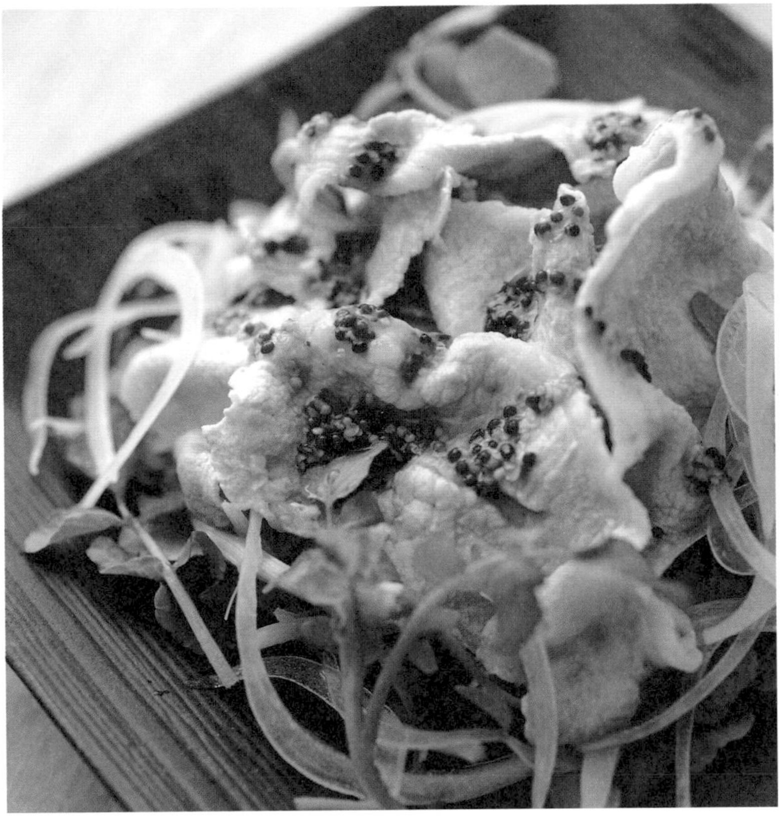

材料（2 人份）

涮涮鍋用豬肉片……150g
洋蔥……1 顆
西洋菜……1 把
醬料……芥末籽醬、醋各 2 小匙，醬油 1 小匙，沙拉油 1/2 大匙，鹽、胡椒各少許

作法

1 鍋子裡加水煮沸，汆燙豬肉，瀝乾水分後放涼。
2 洋蔥切薄片泡水，瀝乾水分。西洋菜切成方便食用的長度。
3 將醬料混合做成淋醬。
4 把 1、2 盛到盤子裡，再淋上 3。

蒜炒豆苗豬肉

增添大蒜和魚露的風味，成了一道刺激食慾的炒菜。

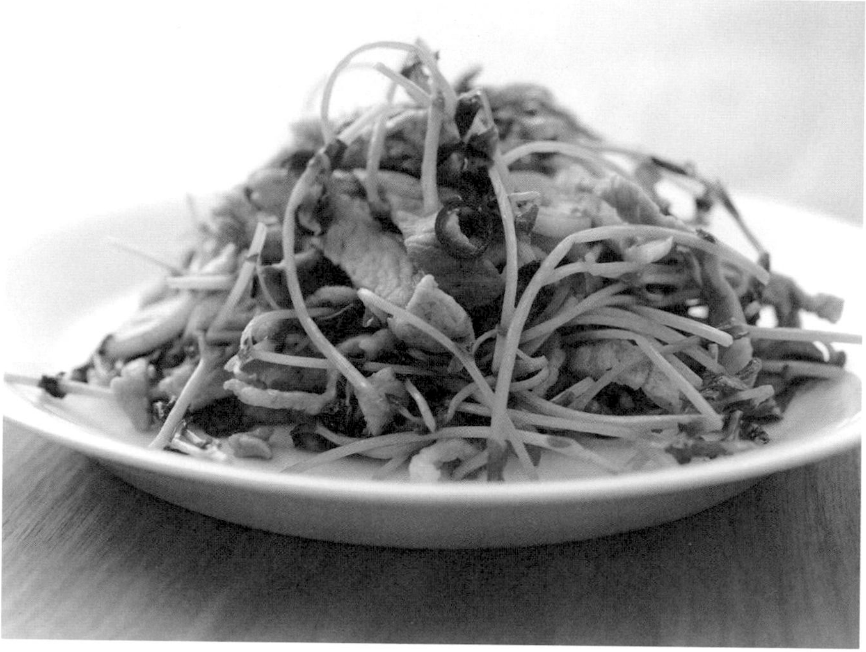

材料（2 人份）

豬肉薄片……150g
豆苗……1 包
大蒜……1 瓣
紅辣椒……1/2 根
魚露……1/2 大匙
沙拉油……2 大匙
醬料……鹽、胡椒各少許，太白粉 1 小匙

作法

1 豬肉切成條狀，拌入醬料備用。
2 豆苗去根，切成一半長度，大蒜切片，紅辣椒切細。
3 平底鍋倒入沙拉油加熱，加入 1 炒過後再加入 2 拌炒。
4 起鍋前加點魚露調味。

眼睛疲勞

PART 8

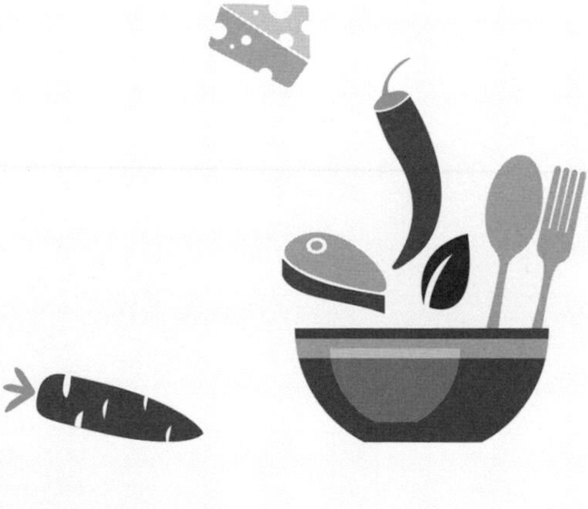

眼睛疲勞

面對著電腦長時間工作，眼睛會感到疲勞。加上愈來愈多人一天到晚拿著智慧型手機不放，只要一有時間就盯著螢幕看，幾乎陷入類似中毒的狀態。

說起來人類老祖宗是倚靠自然的太陽光生活，但有了方便的照明之後，連夜晚都變得明亮，加上始終盯著亮光作業，眼睛當然不可能不疲勞。長時間用電腦工作的話，要不時檢查一下螢幕的亮度。有些時候稍微暗一點比較好，必須隨時調整。

最重要的還是讓眼睛不要一直盯著螢幕。比方說，工作1小時之後可以眺望遠方，讓眼睛休息。建議同時用指腹輕輕按摩眼周跟眼皮。提升血液循環，就能稍微舒緩眼睛疲勞。

消除眼睛疲勞，最有效的就是藍莓或葡萄皮中所含的花青素成分。花青素不僅能促進眼部血液流動，對視網膜也很好。此外，維他命A、維他命B群也很有效。

食材重點提示

促進眼部血液循環，消除疲勞，花青素、維他命Ａ及Ｂ群很有效。

花青素

藍莓……含有花青素，據說對消除眼部疲勞最有效

維他命Ａ

小番茄……茄紅素能活化細胞，保護黏膜

紅蘿蔔……豐富的胡蘿蔔素能加強免疫力，抑制老化

甜椒……維他命Ａ能預防視力減退、眼睛疲勞及乾眼症

山麻……維他命Ａ可發揮預防夜盲症及眼睛疲勞的效果

ＤＨＡ

青花魚……含有豐富的ＤＨＡ，可活化視神經細胞

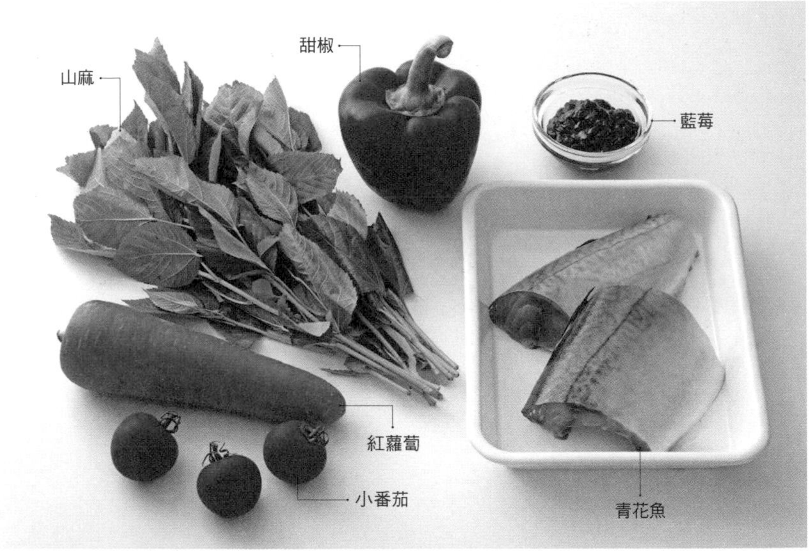

想消除
眼部疲勞時

芝麻醋拌紅蘿蔔

用提高免疫力的紅蘿蔔
做一道簡單的涼拌菜。

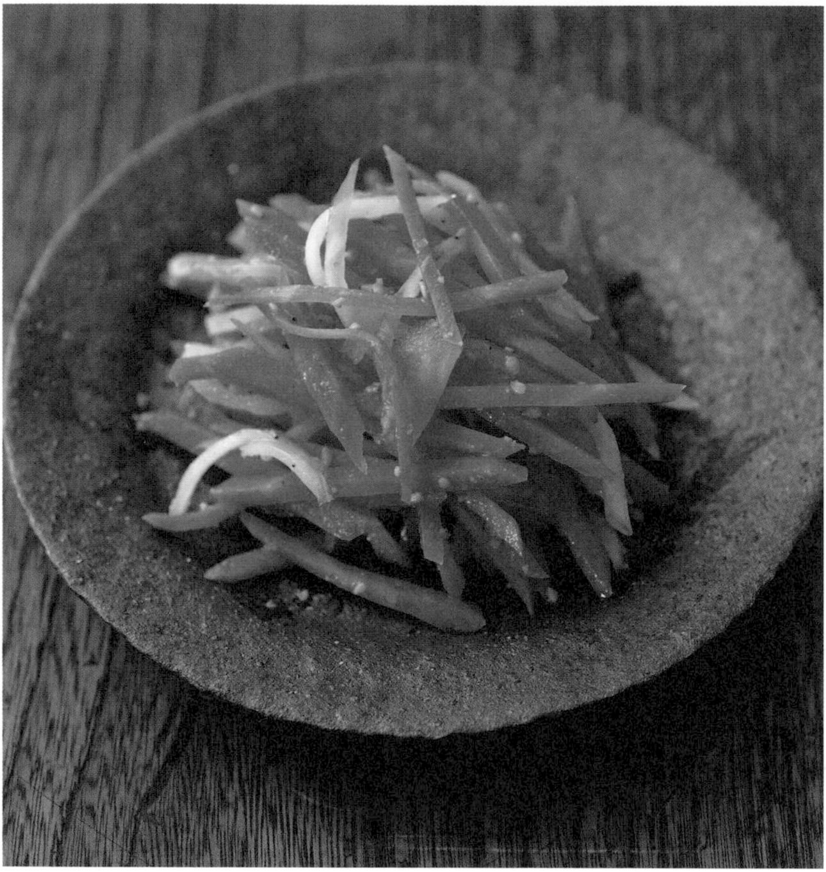

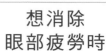

材料（2 人份）

紅蘿蔔……100g　西芹……1/4 根
鹽……少許　研磨芝麻……2 小匙
醬料……醋 1 大匙，砂糖 1 小匙，鹽少許

作法

1 紅蘿蔔、西芹切絲，搓鹽待變軟後擰乾水分。
2 將研磨芝麻混入醬料中，再跟 1 拌勻。

醋漬烤甜椒

色彩鮮豔的甜椒
簡單燒烤做成護眼小菜。

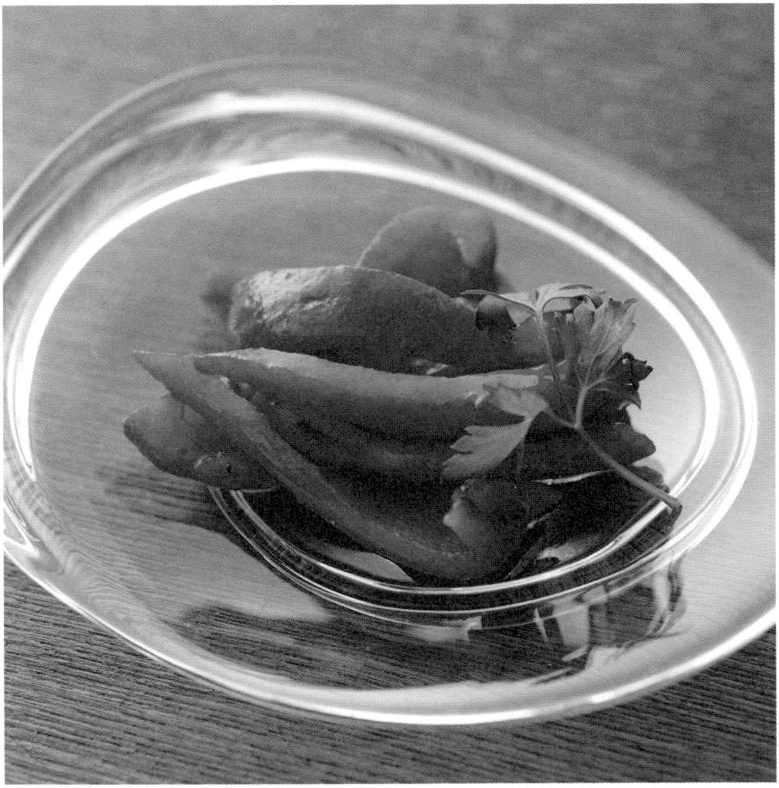

材料（2 人份）

甜椒……1 顆
醬料……橄欖油 2 小匙，醋 1 小匙，巴薩米克醋 1/2 小匙，鹽、胡椒各少許

作法

1 甜椒切半去籽，用小烤箱烤過，剝皮後切成方便食用的大小。
2 將醬料混合後拌入 1。

蒜香橄欖油煎青花魚

用保護雙眼的青花魚跟番茄
做一道時尚香煎料理。

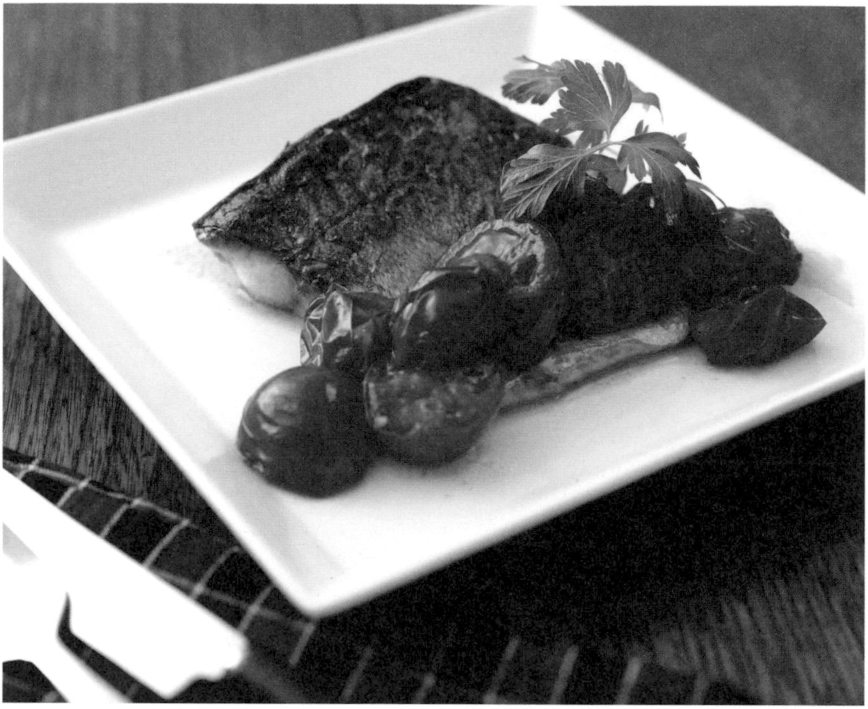

材料（2 人份）

青花魚……2 片
麵粉……適量
鹽、胡椒……各少許
大蒜……1/2 瓣
小番茄……10 顆
橄欖油……2 小匙
義大利香芹……適量
醬料 ……鹽、胡椒各少許，檸檬汁 2 小匙

作法

1 青花魚撒鹽、胡椒，靜置約 5 分鐘後擦乾水分，薄薄撒一層麵粉。
2 大蒜切半，小番茄也切半。
3 平底鍋裡倒入橄欖油 1 小匙，加入大蒜，用中火爆香後取出大蒜。青花魚帶皮的一面朝下，放進平底鍋，用中小火煎到上色，翻面後同樣煎到上色後取出。
4 用廚房紙巾稍微擦一下 3 的平底鍋，再加入 1 小匙橄欖油，把小番茄炒到稍微軟爛，再加入醬料。
5 將 3 中的青花魚盛入盤子裡，加上 4 跟義大利香芹。

醋拌山麻洋蔥

山麻能有效消除眼部疲勞，
迅速拌好就能上桌。

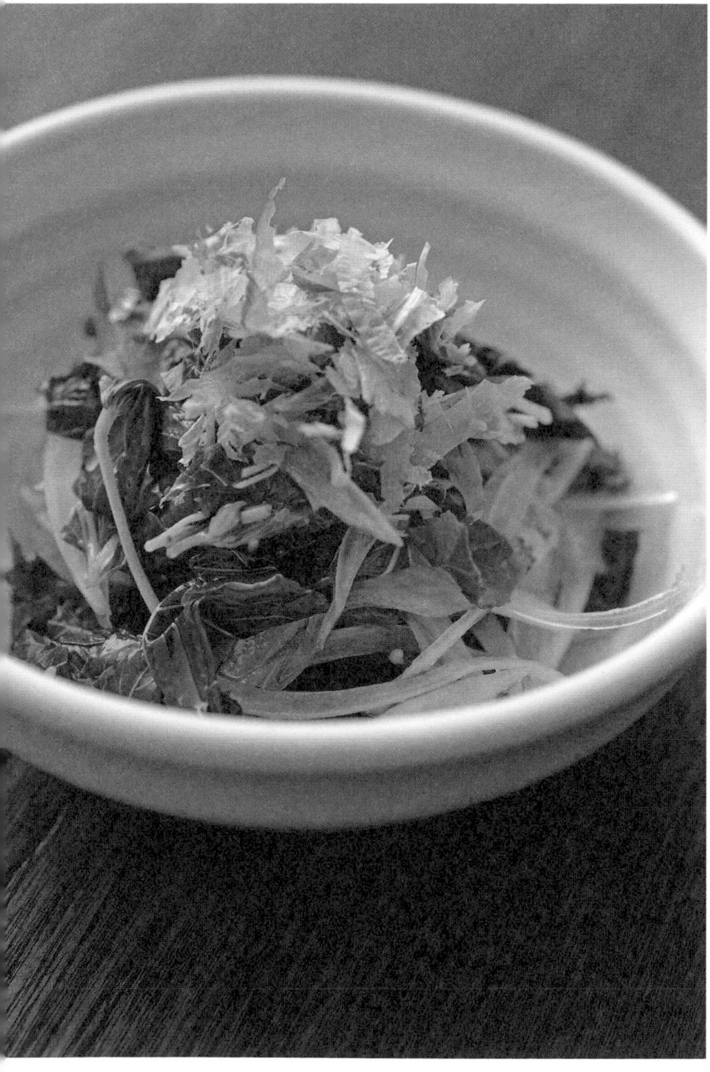

材料（2 人份）

山麻……1 包（100g）
洋蔥……1/4 顆
醬油……2 小匙
醋……1 小匙
柴魚片……少許

作法

1 山麻去掉莖部較硬的部分，迅速汆燙後切段。
2 洋蔥切薄片後泡水，再瀝乾水分。
3 將 1、2、醬油、醋拌勻，盛入盤子裡最後撒上柴魚片。

藍莓乳酪三明治

夾了藍莓的麵包最適合當作大量用眼後的午餐！

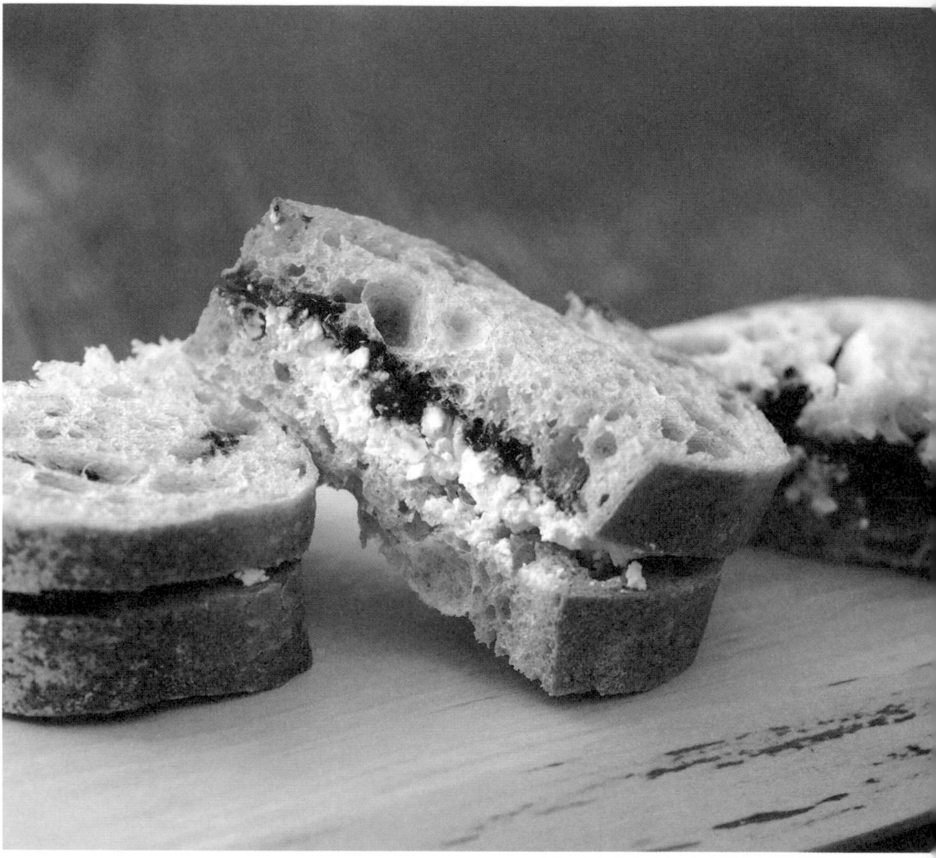

材料（2 人份）

黑麥麵包……120g
藍莓果醬……4 大匙
茅屋乳酪……80g

作法

1 麵包切成薄片。
2 在一片 1 的麵包上塗乳酪、果醬，再疊上另外一片，切成方便食用的大小。

PART 9

肩頸僵硬難受

肩頸僵硬難受

受肩頸僵硬之苦的人，先想想自己有沒有運動上半身。現代生活愈來愈方便，雖然在日常生活中能夠減少身體上的負擔，但因為動得少，有時反而讓身體狀況變差。肩頸嚴重僵硬，甚至還會引起頭痛。

即使是一般家事，類似把棉被搬高搬低，或是用抹布擦地板，這類相對辛苦的工作也變少了。辦公室勤務也一樣，一天之中有好幾個小時只維持坐在電腦前面，把雙手伸到前方的姿勢。這對身體來說都很不自然。

覺得肩膀僵硬，可以用手臂朝兩側大大畫圓，活動肩膀，促進肩膀周圍的血液循環。與其從外側按摩等刺激，不如活動自己的肌肉、關節，從內部放鬆效果更好。在日常生活中刻意加入高舉手臂的動作也很好。

要改善肩頸僵硬，可以積極攝取有助於消除疲勞的維他命B1、有效改善血液循環的維他命E與C，以及促進肌肉作用的鉀、鎂、鈣等營養素。另外，具有解熱效果的葛粉，也能有助改善肩膀僵硬。

食材重點提示

肩頸僵硬時，可補充維他命 B 群、E，以及鈣質來改善血液循環。

維他命B群

豬肉……維他命B1可以提高代謝

鰻魚……維他命B1同時還能消除疲勞

維他命C

甜椒……同時也含大量維他命E，兩者配合促進血液循環

維他命E

韭菜……維他命E促進血液循環

鮭魚卵……發揮抑制老化及舒緩壓力的效果

杏仁……促進微血管的血液循環

納豆……跟黃豆一樣，維他命E可促進血液循環

鈣質

奶油乳酪……緩和因壓力造成的肩頸僵硬

研磨芝麻……含有豐富礦物質，有效舒緩眼睛疲勞造成的肩頸僵硬

其他

洋蔥……硫化物有助於維他命B1的吸收

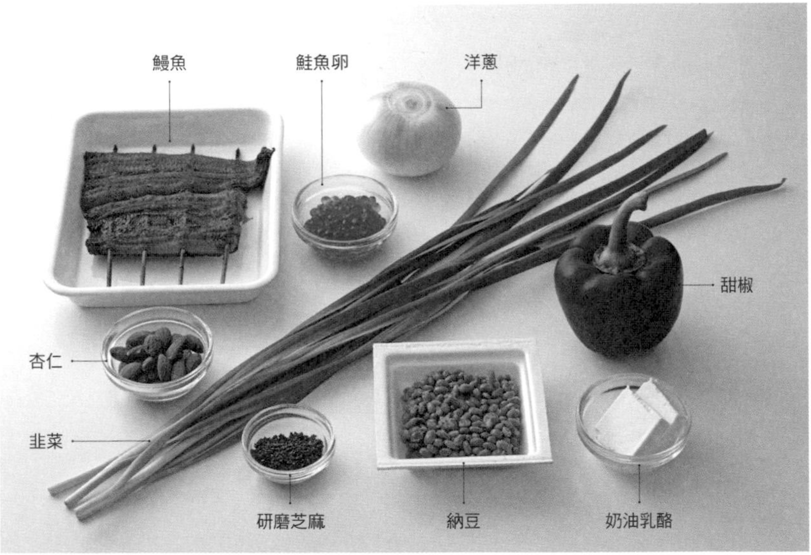
鰻魚
鮭魚卵
洋蔥
甜椒
杏仁
韭菜
研磨芝麻
納豆
奶油乳酪

甜椒佐杏仁乳酪沾醬

將舒緩肩頸僵硬的食材
同時聚集在一道料理中。

促進血液循環

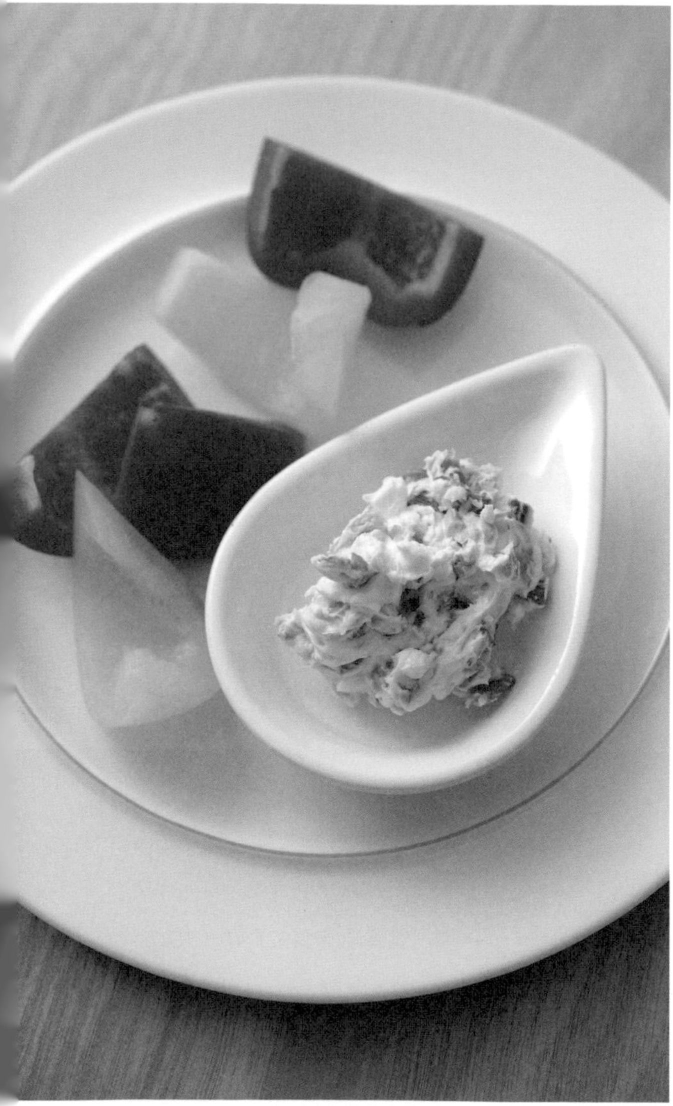

材料（2人份）

紅甜椒……1/2顆
黃甜椒……1/2顆
杏仁（無鹽、烘烤過）……20g
乳酪奶油……50g

作法

1 甜椒切成方便食用的大小。
2 杏仁切成粗末，跟放軟的乳酪拌勻。
3 把1盛到盤子裡，附上2。

芝麻馬鈴薯燉肉

小小芝麻發揮大大效用，
有效舒緩眼部疲勞造成的肩頸僵硬。

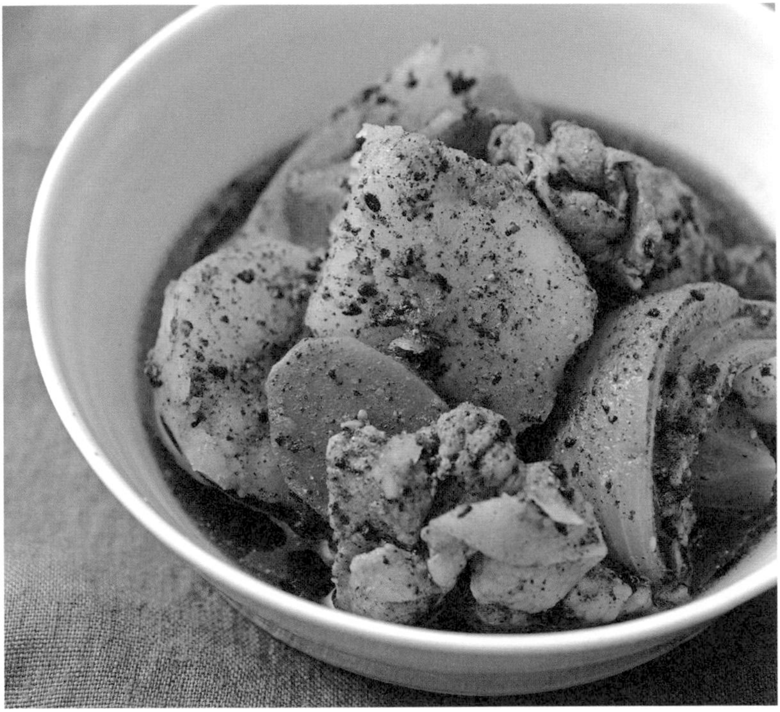

材料（2 人份）

豬腿肉薄片……100g
洋蔥……1/2 顆
馬鈴薯……2 顆
紅蘿蔔……60g
沙拉油……1 小匙
高湯……1 杯
研磨芝麻（黑）……2 大匙
醬料……酒 1 大匙，醬油 1 又 1/2 大匙，砂糖 2 小匙

作法

1 洋蔥切成梳狀，紅蘿蔔、馬鈴薯切成一口大小泡水。
2 豬肉切成一口大小。
3 鍋子裡倒入沙拉油加熱，加入 2 和 1 中的洋蔥拌炒，接著再加入紅蘿蔔、馬鈴薯拌炒。
4 加入高湯、醬料，蓋上鍋蓋，煮沸後調成小火，再燉 15 ～ 20 分鐘。
5 最後加入芝麻，再煮滾一次。

蘿蔔泥拌日本茼蒿鮭魚卵

高雅日式料理的前菜風格，具有舒緩肩頸僵硬的效果。

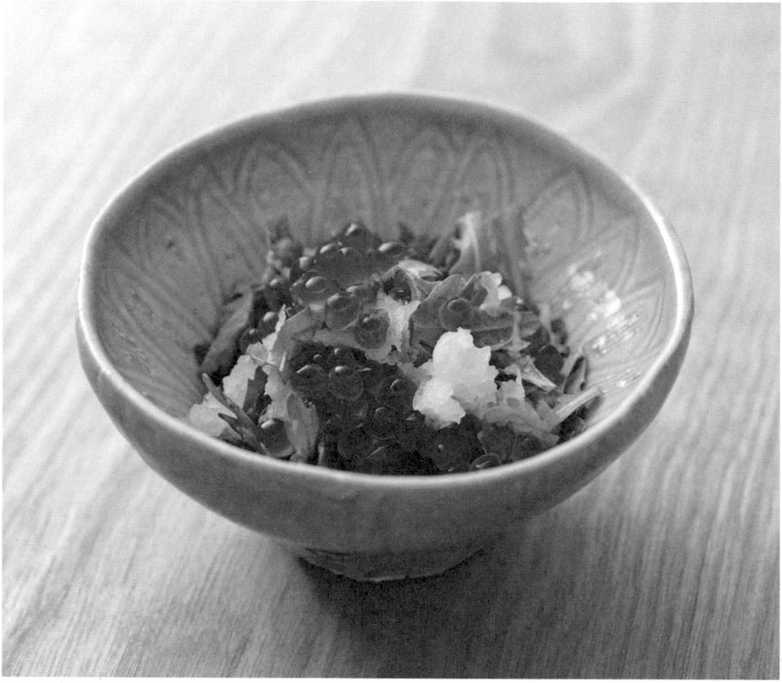

材料（2 人份）

蘿蔔……150g
鮭魚卵……2 大匙
日本茼蒿（只用葉片）……20g
醋……1 小匙

作法

1 蘿蔔磨泥，瀝掉水分後加入醋拌勻。日本茼蒿切成方便食用的長度。
2 將鮭魚卵拌入 1。

香蒜醬油炒鰻魚青江菜

利用蒲燒鰻魚，變身成一道料多小炒！

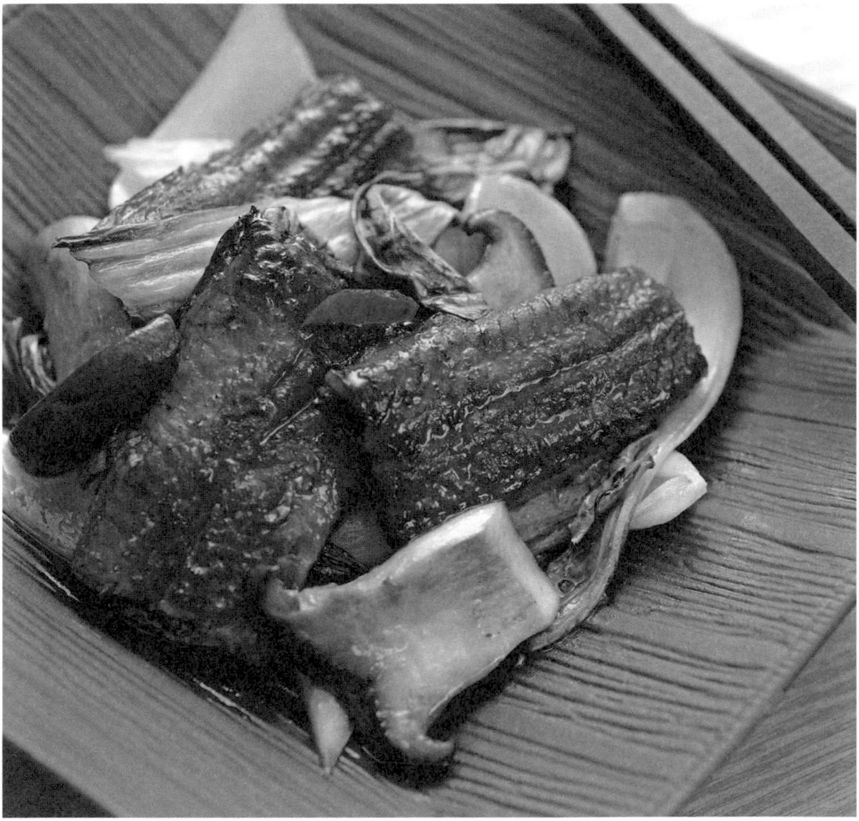

材料（2 人份）

蒲燒鰻……1 片　大蒜……1 瓣
紅辣椒……1/2 根　杏鮑菇……1 根
青江菜……（大）1 株
沙拉油……2 小匙
醬料 ……醬油 2 小匙，酒、蠔油各 1 小匙，胡椒少許

作法

1 大蒜切成粗末，紅辣椒切細，杏鮑菇將柄切成圓片，蕈傘切成薄片。青江菜切成 4cm 的長段。
2 鰻魚切小片。
3 平底鍋裡倒入沙拉油，加入大蒜、辣椒加熱，接著依序加入杏鮑菇、青江菜入鍋拌炒。
4 在 3 中加入鰻魚炒一下，用醬料調味。

韭菜納豆

促進血液循環的兩種食材，
只要拌在一起就完成一道菜！

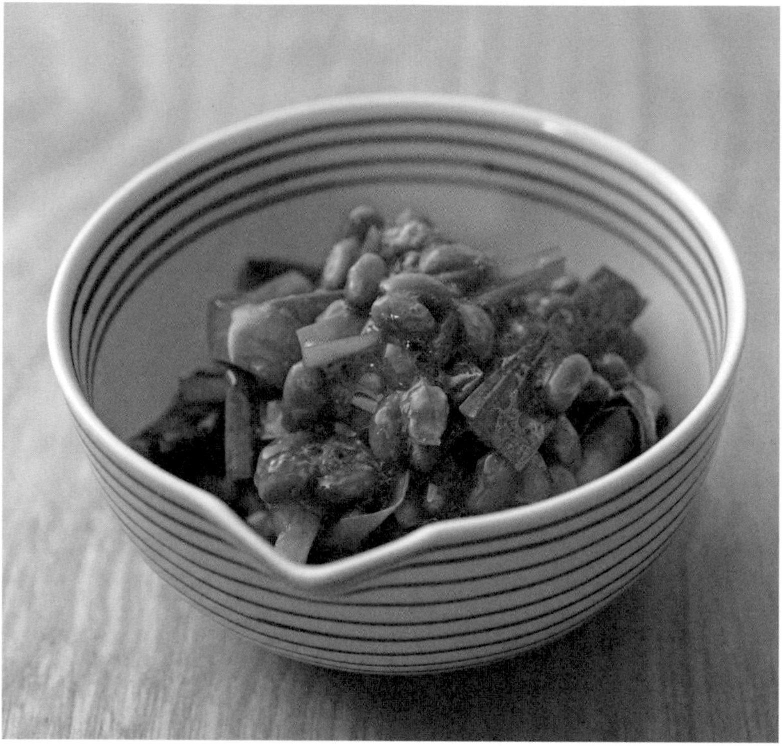

材料（2人份）

韭菜……1把
納豆……1盒
醬油……1又1/2小匙
醋……1小匙

作法

1 韭菜燙熟後切成3cm的長段。
2 把1、納豆、醬油、醋一起拌勻。

攝取甜食無法真正消除疲勞

大家是不是經常在疲勞時就會忍不住想吃甜食呢？的確，吃了甜食好像能令人放鬆，心情上覺得疲勞消除了。

百貨公司的食品區，陳列著許多色彩繽紛的甜點；便利商店裡也隨時都能買到甜點，很多人因此不知不覺養成了吃甜食的習慣。即使在公司裡，是不是也有很多人在辦公桌抽屜裡放了巧克力或餅乾等零食，趁人不注意時偷吃個幾塊呢？

不過，有這類習慣的人要特別注意！消除疲勞時很重要的營養素維他命B1，在代謝糖類時會消耗掉很多。也就是說，想要用吃甜食來消除疲勞，卻會消耗維他命B1，造成維他命B1愈來愈不足，結果反倒累積疲勞。換句話說，攝取甜食會讓疲勞更難消除。

另一個要讓大家知道的是，吃甜食會使血液中的糖分含量變高，促使腦部釋放感覺「幸福」的物質。這種舒適感並非真正的消除疲勞，只是腦部被「幸福」的狀態欺騙。受到甜食誘惑的結果，就算腦袋感覺「幸福」，身體卻依舊疲勞。在這樣的循環下，身體累積的疲勞就會愈來愈多。

如果非常喜愛甜食，感覺很難消除疲勞的話，就先試著減糖。消除疲勞時先習慣不要再增加其他飲食，而是養成減法的概念，第一步先打造不容易疲勞的身體。

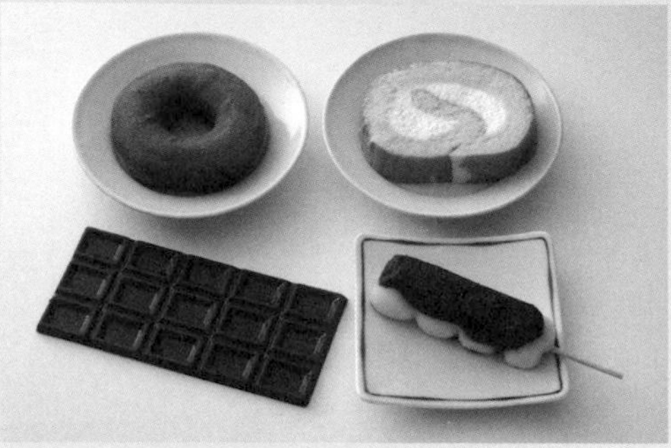

便利商店裡賣的各種甜食。由於方便購買，很多人不知不覺就買回家了。

從日常生活培養運動的習慣

在健康檢查時被診斷出有代謝症候群的傾向，或是想為了瘦身多運動時，第一個想到的是什麼樣的運動呢？

慢跑雖然是現在流行的運動，但從來沒運動的人，一下子跑得太劇烈也可能會受傷。要上健身房可能沒時間，或是門檻較高，而且有些健身房的收費也很可觀。

要能夠隨時實踐又有效地運動，就從日常生活中不造成負擔的項目開始。

首先，建議你在平常大多使用電扶梯或電梯上下樓的地方，努力試著改成爬樓梯。大家可以回想一下，在大樓住處、車站、百貨公司、超市等等各種場所，是不是會想都不想就搭乘電扶梯跟電梯呢？

其實上下樓梯時會用到很多大腿肌肉。大腿的肌肉是人體中最大塊的肌肉，比起小塊肌肉，活動大塊肌肉會更有效地燃燒體內的熱量。

肌肉使用得愈多，就愈容易增加；肌肉量增加之後，代謝就變得更好。這麼一來，就會形成不易胖的體質，不知不覺就能成功瘦身。在日常生活中毫無壓力下變得更美，沒有比這個更令人開心的事了！

稍微適應爬樓梯上下之後，可以嘗試上樓時加快速度，然後慢慢下樓。快速爬樓梯可以鍛鍊心肺功能，慢慢下樓則能加重對大腿的負荷。

除了爬樓梯，健走也很有效。但這個部分也不需要勉強。搭電車、搭公車的人可以試著多走一站，即使只是在附近走走，也會有各式各樣的新發現，非常有趣。一下子可能沒辦法走太長的距離，所以最好慢慢加長。記得健走時最好要穿上對雙腳不造成負擔的鞋子，也別忘了一路上要補充水分喔！

如果光是走長距離覺得運動量還不夠，也可以善用階梯來製造高低落差。最重要的就是每天動一動，並且持之以恆。

PART 10

失眠，睡不好

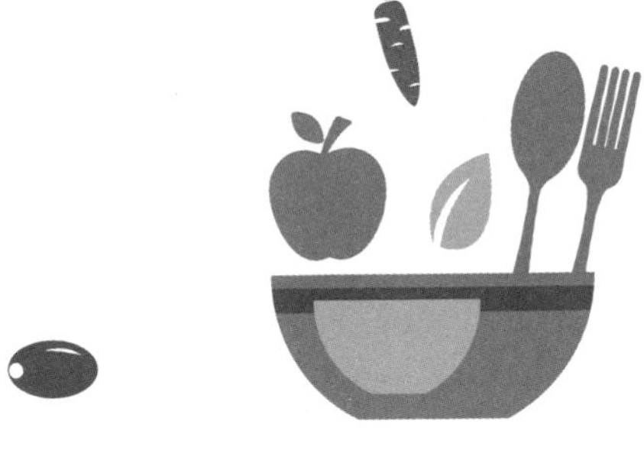

失眠，睡不好

睡得不好，睡眠時間變短，早上醒來還是昏昏沉沉。這種人多半不吃早餐，或者了不起只喝杯咖啡。

開啟一天序幕的早晨，照理說應該要攝取營養為身體加滿能量，不吃早餐反而會打亂身體節奏。此外，要適度活動身體也必須先有充分的睡眠。生活中若以坐辦公桌為主的話，可以刻意健走一段長距離，或多上下樓梯。另外，吃晚飯的時間也很重要，由於在胃部為了消化食物積極活動的情況下會不容易入睡，最好能在睡前3到4個小時前用餐完畢。

睡覺前無論吃太飽或是肚子太餓，都會影響睡眠。睡不好的時候，建議多吃海鮮、乳製品這些含鈣質較多的食物。鈣質具有舒緩神經的效果。記得在睡前避免吃口味、份量過重的食物，盡量簡單清爽。從這一點來看，喝溫牛奶的確是個簡單充飢的方法。

食材重點提示

以富含鈣質的食材為主，睡前盡量控制熱量。

鈣質

牛奶……盡量喝溫牛奶來穩定情緒

昆布……昆布的溫和香氣可放鬆心情

硫化物

長蔥……長蔥有鎮靜作用，古時候會放在枕邊，有改善失眠的效果

具有放鬆的效果

肉豆蔻……具有溫暖身體、穩定心情的效果

肉桂……促進血液循環、讓全身放鬆

可可亞……豐潤的風味及多酚可舒緩緊張情緒

洋甘菊……鎮靜情緒，消除緊張及不安

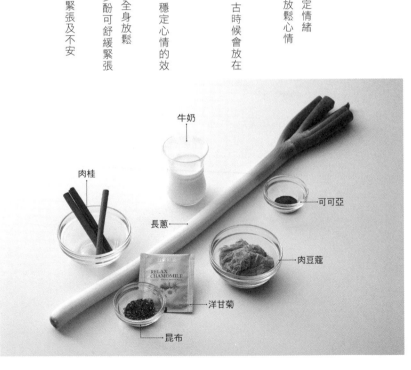

熱奶昔

加了具有保溫效果的肉豆蔻，
一夜好眠。

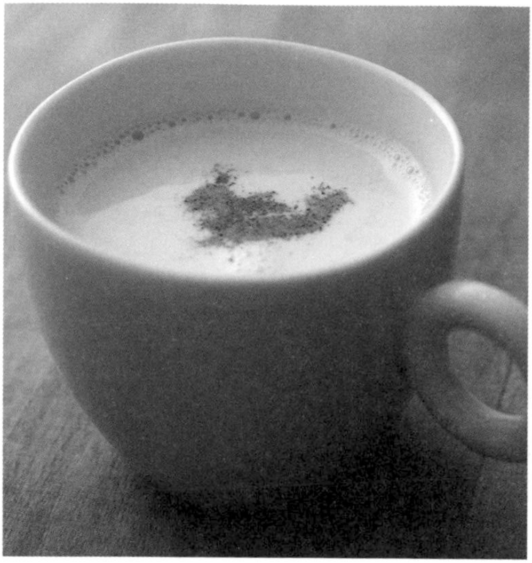

材料（2 人份）

蛋黃……1 顆
砂糖……1 大匙
牛奶……2 杯
香草精……少許
肉豆蔻……少許

作法

1 牛奶先加熱。
2 在大碗裡加入蛋黃、砂糖拌勻，加入 1 拌勻後，撒點香草精。
3 將 2 倒進杯子裡，撒點肉豆蔻。

洋甘菊茶

啜一杯有安眠效果的花草茶，
享受悠閒的片刻。

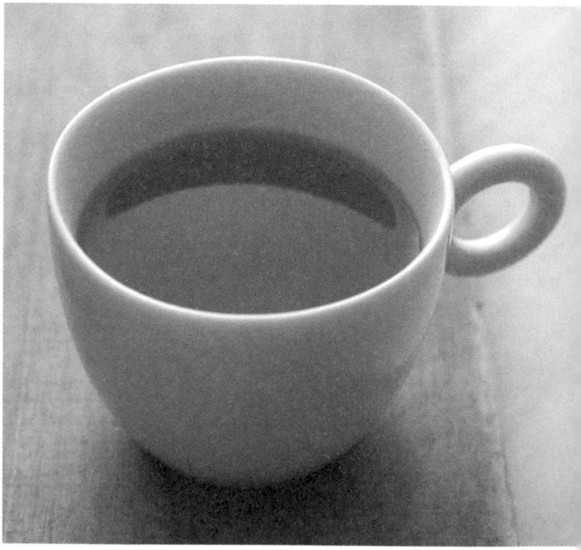

材料（2 人份）

洋甘菊茶葉……2 湯匙
熱水……400cc

作法

1 把茶葉放進茶壺裡，注入熱水。
2 蓋上蓋子悶 1 ～ 2 分鐘，再用濾茶器過濾倒出

※ 如果使用茶包，就將茶包放進杯子裡，倒入熱水悶 1 ～ 2 分鐘，可提升風味。

肉桂牛奶

用肉桂豐郁的香氣，做一杯舒心飲品。

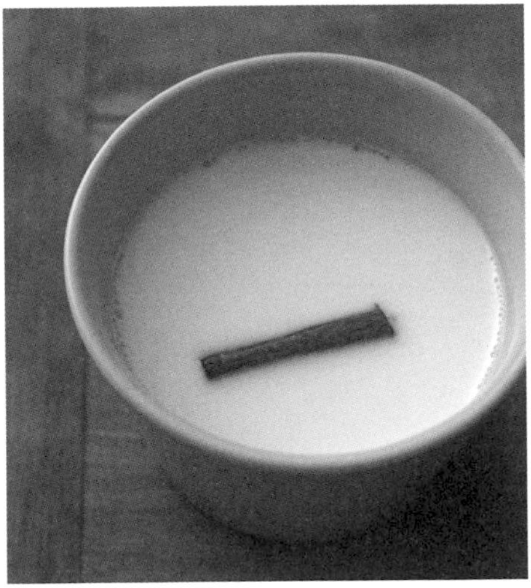

材料（2 人份）

牛奶……1 杯
蜂蜜……2 小匙
肉桂……少許

作法

1 在鍋子裡加入牛奶、肉桂加熱。
2 在 1 中加入蜂蜜，攪拌到溶解。
3 倒進杯子裡。

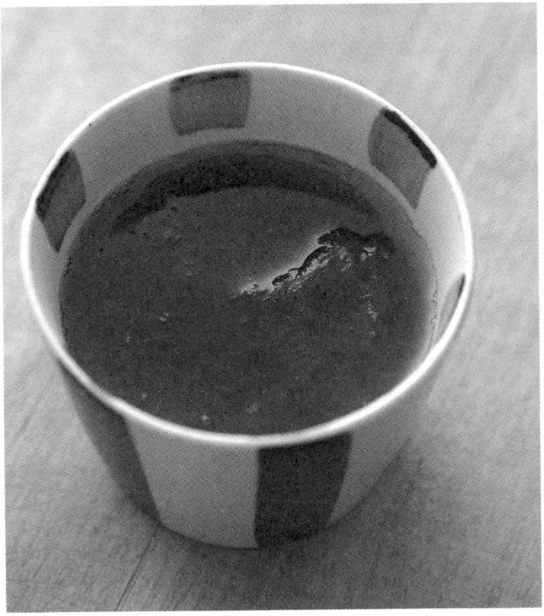

醋漬昆布湯

最適合肚子有點餓時飲用，超低熱量的湯品。

材料（2 人份）

醋漬昆布絲……4 撮
醬油……少許
熱水……1 又 1/2 杯

作法

1 在杯子裡放進昆布絲，注入熱水。
2 在 1 裡加入醬油拌勻。

蔥花味噌球湯

事先做好味噌球，隨時就有自製沖泡味噌湯。

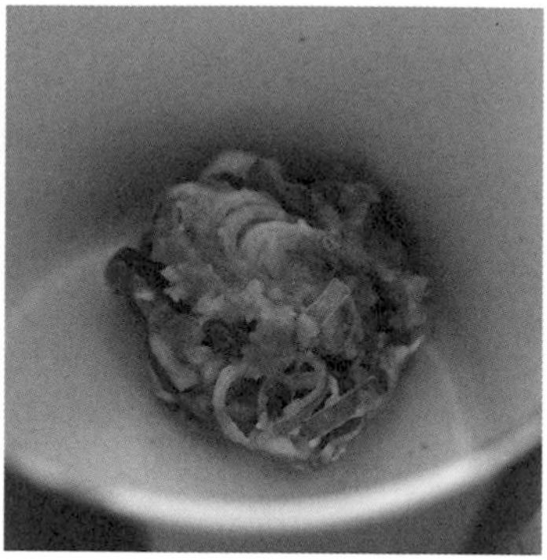

材料（2 人份）

長蔥……5cm 長段
味噌……1 大匙
柴魚片……1/4 包
熱水……1 又 1/2 杯

作法

1 製作味噌球：將長蔥切成蔥花，跟味噌、柴魚片拌勻，分成一半各自用保鮮膜包起來搓成圓球。

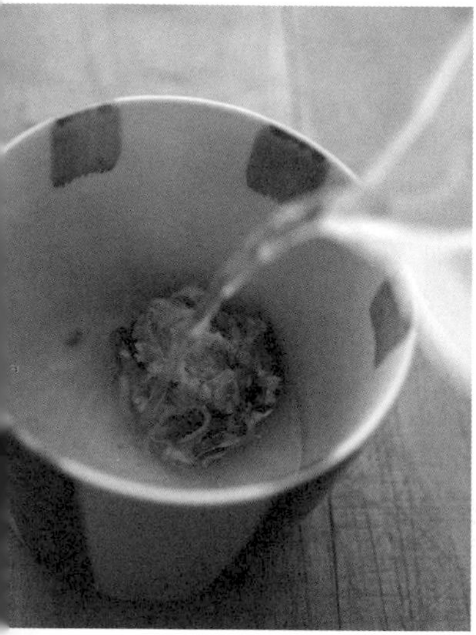

2 將事先做好的味噌球放進容器裡、注入熱水。

3 完成！

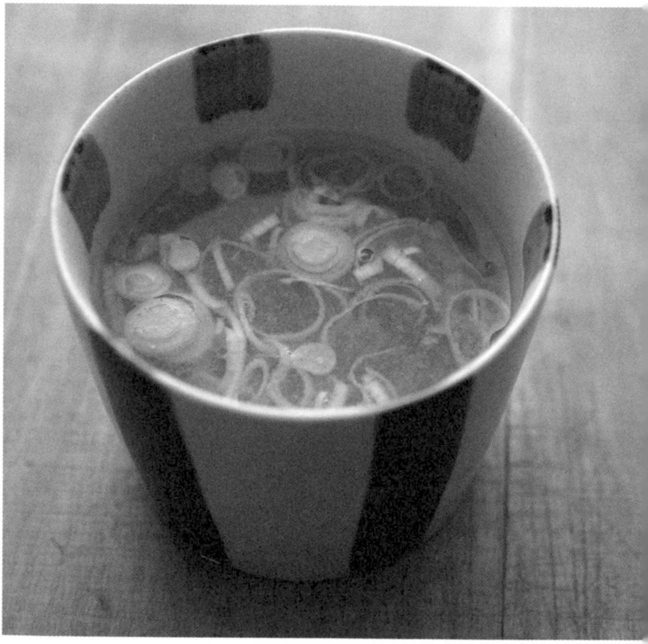

PART 11

累積壓力，煩躁不安

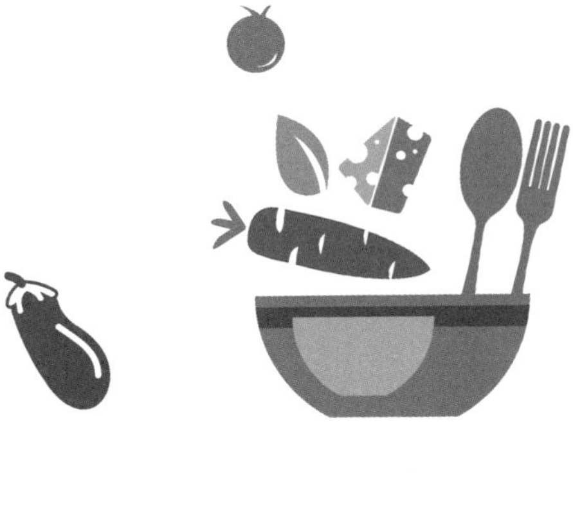

累積壓力，煩躁不安

生活中一定會有壓力。從廣義來說，壓力就是刺激，氣溫、光線、聲音、氣味都是刺激。另外，包含工作、通勤、人際關係、肢體活動等在內，通常只有帶來不好的影響時，才會用「壓力」這個詞來表達。

在壓力之下要過得有活力，需要一股強大的力量。另一方面也需要能柔軟吸收壓力的彈性，甚至有時候要乾脆避開、暫時忘了有這回事。還有一個重點就是，不要一個人懷抱著苦惱，最好能找人訴說，讓心靈獲得解放。

即使感受到壓力，還是有讓心情好一點、輕鬆一點的想法。

什麼時候心情感到輕鬆愉快？做什麼事情能忘卻壓力？先試著尋找出讓自己切換情緒後變得輕鬆的方式。漸漸地，能在無意識之中建立起與壓力巧妙交錯的回路，日常生活就能變得愈來愈開朗。

壓力跟飲食也有很大關係。盡量多攝取能穩定興奮神經的鈣和鎂，以及調整自律神經的維他命E。另外也推薦安定精神的西芹跟萵苣。

食材重點提示

鈣質和維他命 C，是降低興奮的食材，也可以調整自律神經。

穩定精神

西芹……西芹香氣的主要成分：芹菜鹼、芹子烯，可穩定精神

萵苣……成分中的「山萵苣苦素」，具有鎮靜精神的效果

薄荷……帶有清涼感的香氣，可以消除疲勞、恢復精神

胡桃……富含必須氨基酸之一的色氨酸，具有穩定心情的效果

綠茶……成分中的咖啡因能讓腦部清醒，有助緩和壓力與疲勞

鈣質

小魚乾……體型雖小卻有豐富鈣質，具有防止情緒煩躁不安的效果

乳酪……含大量鈣質，具有抑制情緒激動的作用

其他

杏仁……促進血液循環。

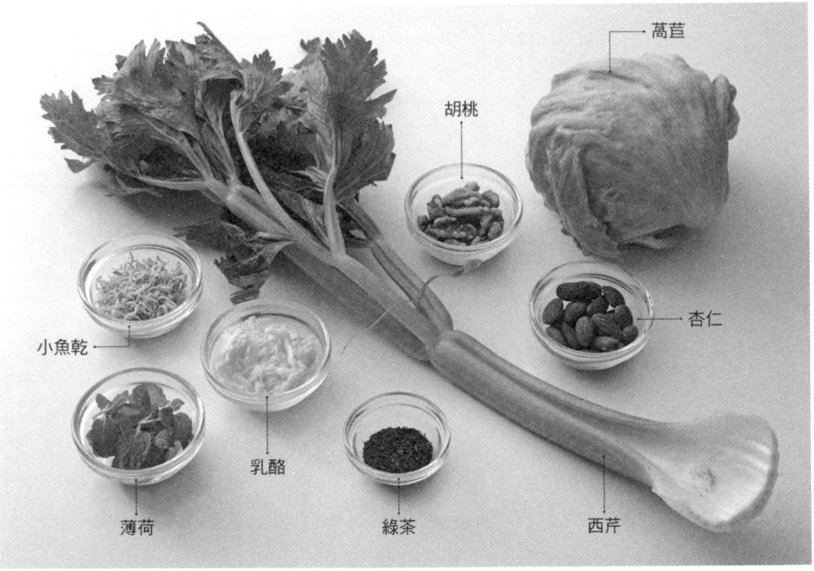

薄荷綠茶

薄荷的清新香氣，
與綠茶風味完美合一！

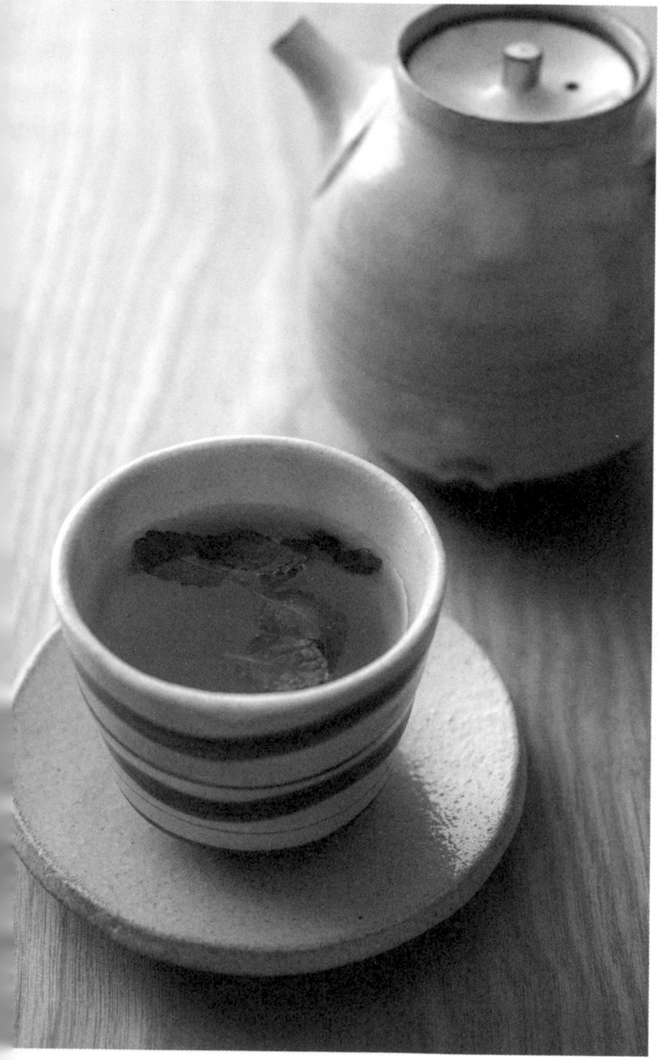

材料（2 人份）

綠茶……1 大匙
薄荷葉……5 ～ 6 片
稍微降溫的熱水……1 杯

作法

1 在茶壺裡放入茶葉、薄荷葉。
2 注入熱水，悶 2 ～ 3 分鐘再倒出來。

※ 除了薄荷葉，也可以用薄荷茶的茶葉來代替。

西芹葡萄柚沙拉

用上整整一根具有鎮靜效果的西芹製作的一道沙拉。

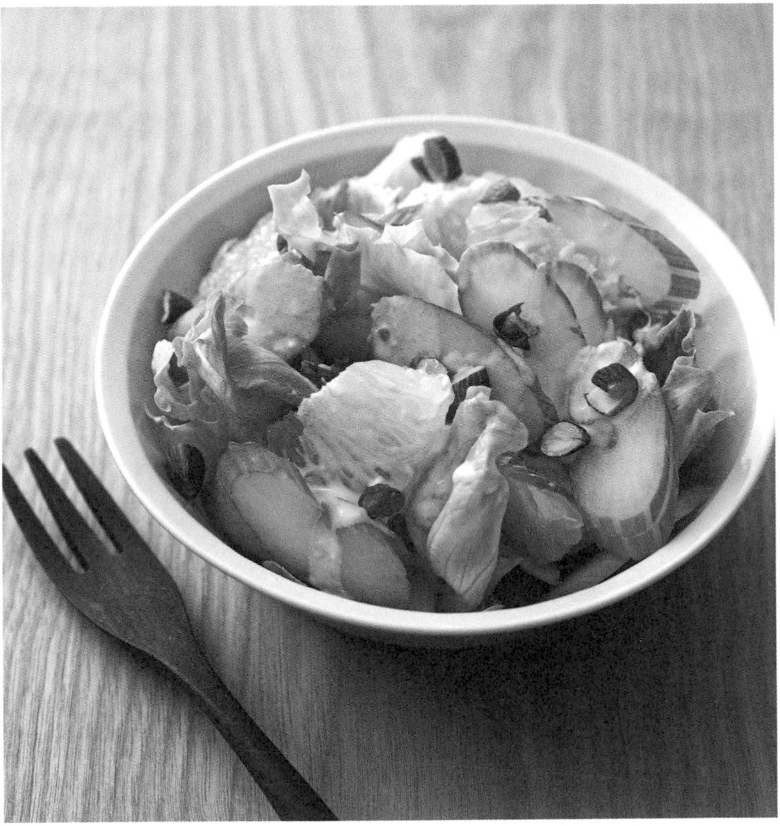

材料（2 人份）

西芹……1 根　葡萄柚……1 顆
萵苣……3 片
杏仁（無鹽、烘烤過）……8 粒
醬料……原味優格 3 大匙，美乃滋、檸檬汁各 1/2 大匙，鹽、胡椒各少許

作法

1 西芹斜切成薄片，萵苣撕成方便食用的小片。葡萄柚剝皮把果肉取出來。
2 將醬料混合。
3 把 1 盛入盤子裡，淋上 2 後再撒上切碎的杏仁粒。

焗烤乳酪青花菜

富含鈣質的乳酪烤到融化，香噴噴超美味！

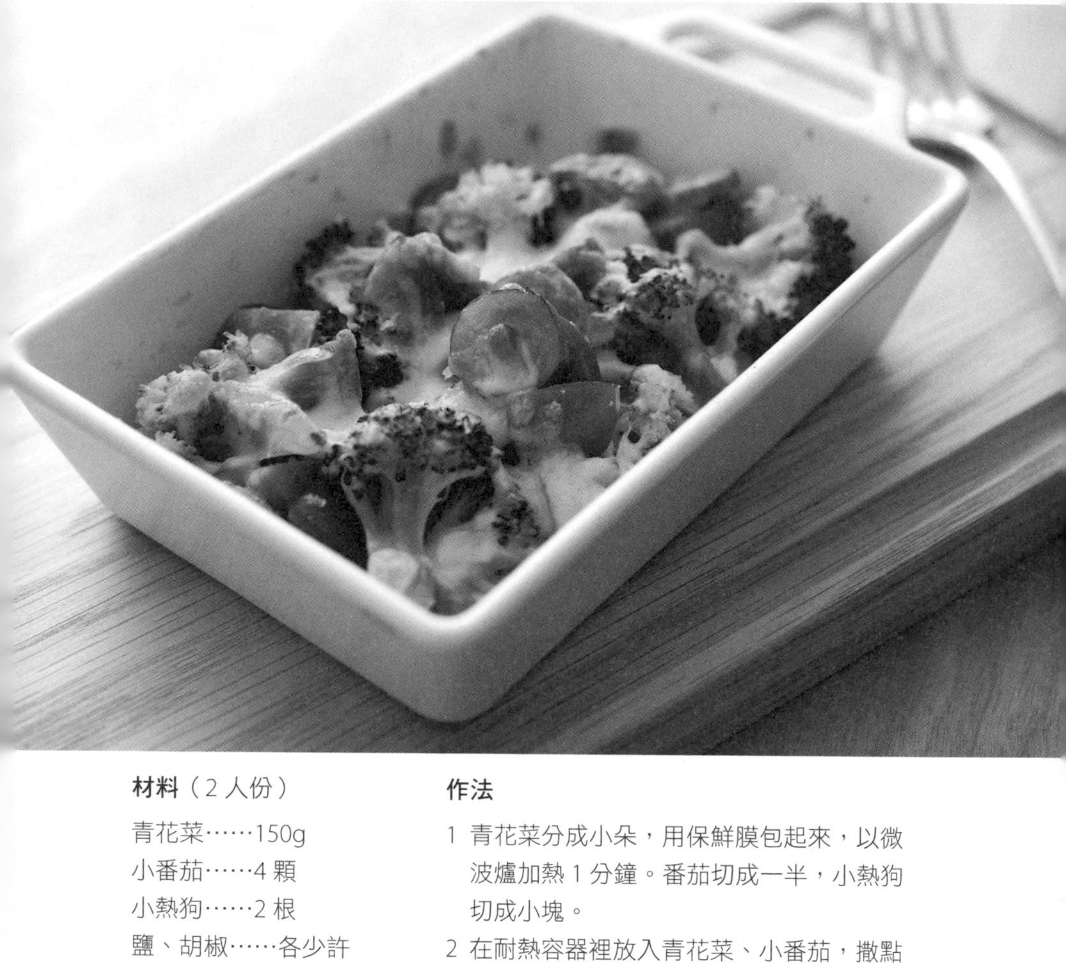

材料（2 人份）

青花菜……150g
小番茄……4 顆
小熱狗……2 根
鹽、胡椒……各少許
披薩用乳酪絲……50g

作法

1 青花菜分成小朵，用保鮮膜包起來，以微波爐加熱 1 分鐘。番茄切成一半，小熱狗切成小塊。
2 在耐熱容器裡放入青花菜、小番茄，撒點鹽、胡椒。
3 在 2 鋪上小熱狗，撒上乳酪絲。
4 放進預熱好的烤箱裡，烤到表面微焦。

酸味紅蘿蔔絲

能讓情緒放鬆的胡桃、紅蘿蔔，
加入檸檬汁做成涼拌菜。

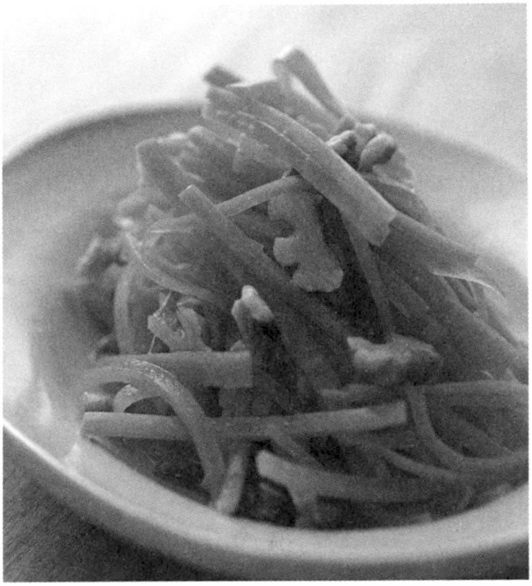

材料（2 人份）

紅蘿蔔……1 根　鹽……少許
胡桃……10g
醬料……檸檬汁 1 大匙，沙拉油 2 小匙，砂糖 1/2 小匙，鹽、胡椒各少許

作法

1 紅蘿蔔削皮切絲，拌入鹽後靜置 5 分鐘，待紅蘿蔔變軟後擰乾水分。
2 將醬料混合後拌入 1。
3 把 2 盛入盤子裡，撒上切碎的胡桃。

山椒燒青椒小魚

即使只有小魚，搭配山椒香味也能有效放鬆。

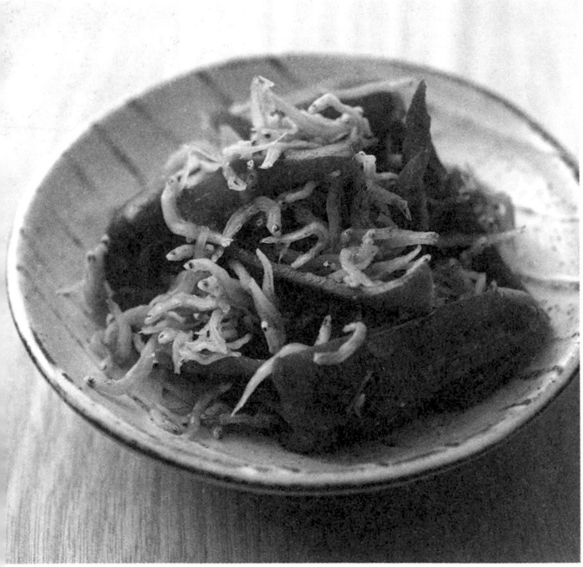

材料（2 人份）

青椒……5 顆　小魚……3 大匙
麻油……1 小匙　高湯……1/2 杯
醬油……2 小匙　味醂……1 小匙
山椒粉……少許

作法

1 青椒滾刀切成小片，小魚淋過熱水後把水分瀝乾。
2 在鍋子裡倒入麻油加熱，加入青椒拌炒後，再加入小魚、高湯、味醂、醬油，蓋上鍋蓋用中火煮 4～5 分鐘。
3 打開鍋蓋，用大火煮到湯汁變得濃稠，起鍋前撒點山椒粉。

讓你一夜好眠的訣竅

睡眠時間因人而異，但睡眠不足妨礙到日常生活就麻煩了。腦袋長期處於不清醒的狀態下，有可能會導致料想不到的失誤。

雖說一般多認為8小時的睡眠最理想，其實成人每天只要有6～7小時的睡眠就夠了。個人之間雖然稍有差異，但也有數據顯示，超過70歲之後的平均睡眠時間只比6小時多一點，可見隨著年齡增加，所需的睡眠時間似乎也跟著變短。

人人都想要有優質睡眠，迎接愉快的早晨。但要怎麼樣才能獲得一夜好眠呢？

首先，避免在睡前攝取刺激的咖啡因。就寢前4小時若攝取咖啡因，清醒的效果會從攝取後30分鐘開始出現，然後持續4～5個小時。

其他會影響好睡的因素還有像是房間的燈光太亮、沒吃早餐、運動不足、午覺睡太久、睡前飲酒等等。

建議你先找到好睡的放鬆方式，例如花點時間泡溫水浴、聽喜歡的音樂、享受喜歡的香味，也可以做個簡單的伸展操，或是上床後讀一下書，這些都是很有效的方式。

對很難入睡的人來說，有些是因為過分專注於「不睡不行！」，反倒愈來愈清醒。遇到這種狀況時，先別管時間，等到想睡時再躺到床上。另外，也有人會睡了2～4小時就醒來。這時可以先下床，放鬆後再回到被窩裡，就能再次熟睡。

想要睡得好，起床也很重要。每天能在固定的時間起床，就會在固定的時間有睡意。起床後，盡量曬曬早上的太陽，讓全身確實感受到早晨的來臨。藉此設定生理時鐘，大約經過15小時之後就會出現睡意。

養生專欄 9

沒有壓力的生活反而會形成壓力!?

生活在現代社會中，想要不感受壓力，除非是經過深度的修行開悟，否則是不可能的吧！

只要是普通人，或多或少都會感受到壓力。比方說，在通勤的電車上，鄰座乘客看的報紙很礙眼，或是午餐不如期待，跟家人的對話令人惱怒……。由於我們已經習慣這樣的環境，要是換了一個成天感受不到壓力的狀況，說不定反而才有壓力。

重點在於感受到壓力時的抒解，也就是怎麼樣能好好讓自己放鬆。為此，應該要在工作之外，留下一段享受私生活的時間，這段時間就算很短也無妨，重要的是能輕鬆落實。

例如，回家後花點時間用37～39度的溫水泡個澡。泡澡時加點喜歡的泡澡粉或香氛精油，就能更加放鬆。

喜愛的音樂也能讓心情平靜。如果能搭配能夠放鬆心情的間接照明，再來杯花草茶，光是這樣就很有效果。

說到音樂，最近好像愈來愈多人會一個人去唱ＫＴＶ了。因為能毫無顧忌發出聲音，可以達到紓壓的效果，這也是個很不錯的放鬆方式。

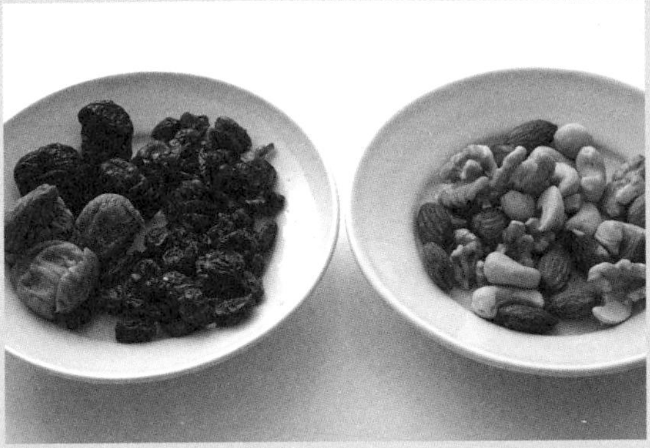

果乾與堅果都能有效抑制焦慮，讓心情平靜。建議家中常備，每當感到壓力時吃一點，就可以有效舒緩！

當然，用餐時也是很重要的放鬆時間。除了享用美食之外，吃些溫熱的食物也很重要。然而，就算是熱呼呼的食物，但要是在站著吃的麵店或是速食店，這類迅速用餐只是填飽肚子，別說想放鬆，說不定反倒壓力更大了。所以要細嚼慢嚥、邊聊天邊吃，在這種輕鬆的氣氛下用餐，就能促進消化。

總而言之，找到適合自己的紓壓方式，才是最理想的放鬆方法喔！

PART 12

季節變換時期，覺得身體不太對勁

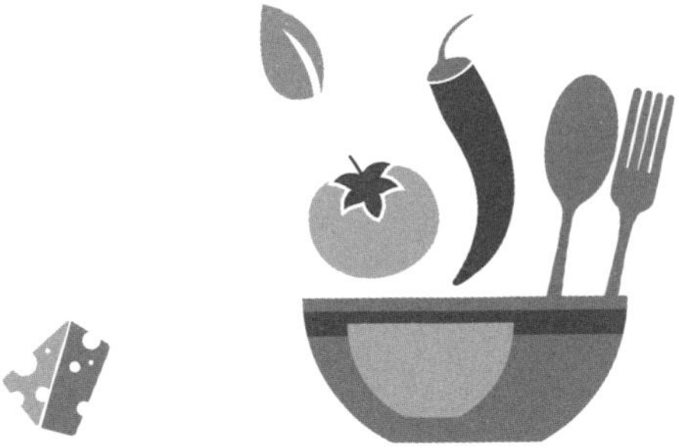

季節變換時期，覺得身體不太對勁

在季節變換時身體常感到不舒服，或容易受風寒。這是因為身體已經適應熱或冷，無法因應外面的氣溫或溼度，導致身體失衡。

在空調設備普及下，室內得以維持舒適的溫度，但有時候也造成夏天太冷，冬天過熱的狀況。例如，為了避免身體受到暑氣侵襲，生活環境卻變得太涼，等到真正變冷之後，身體內部虛冷，就會不舒服。

此外，在蔬菜賣場全年都買得到番茄、小黃瓜這類夏季蔬菜。但這些夏季蔬菜含有大量水分，具有讓身體降溫的作用，如果在天氣變涼後仍繼續吃夏季蔬菜做的沙拉，體質會愈來愈冷。

很多季節的食材都能發揮符合當季食療養生的作用。例如，春天帶有微苦的野菜具有解毒作用。冬天身體的代謝減緩，朝向儲備能量的方向作用；到了春天吃野菜，就能淨化體內囤積的廢物。

享受每個季節的美味，連帶也能讓身體變得健康。在飲食中巧妙地善用當季食材，過個既能享受美味又健康的生活吧！

食材重點提示

熱的時候要吃讓體內降溫的食材，
身體虛冷的話，要吃溫暖身體的東西。

面對酷暑

解身體的熱

小黃瓜、山苦瓜、冬瓜
番茄、茄子、薏仁、醋

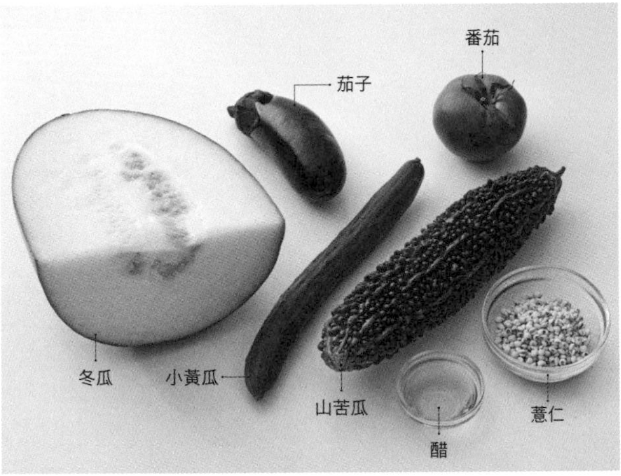

因應虛冷

保暖效果

南瓜、馬鈴薯、薑、蘿蔔、紅蘿蔔、蒜苔
蔥、豬肉、鮭魚、胡桃、肉桂、韓式泡菜
紅酒、酒粕

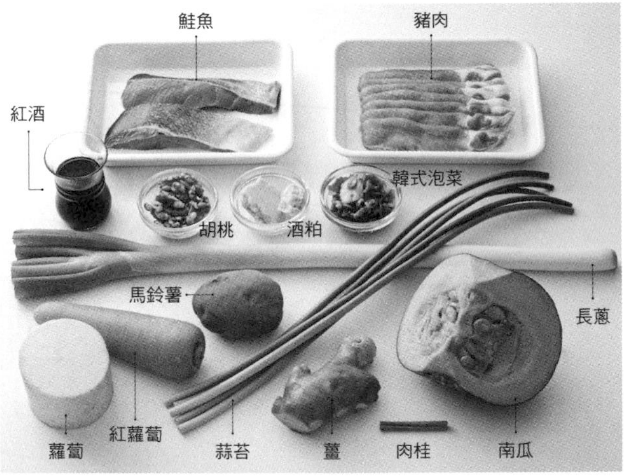

鮭魚
豬肉
紅酒
韓式泡菜
胡桃
酒粕
馬鈴薯
長蔥
蘿蔔
紅蘿蔔
蒜苔
薑
肉桂
南瓜

山苦瓜薏仁亞洲風沙拉

大量使用解熱的夏季蔬菜，
非常健康的一道菜。

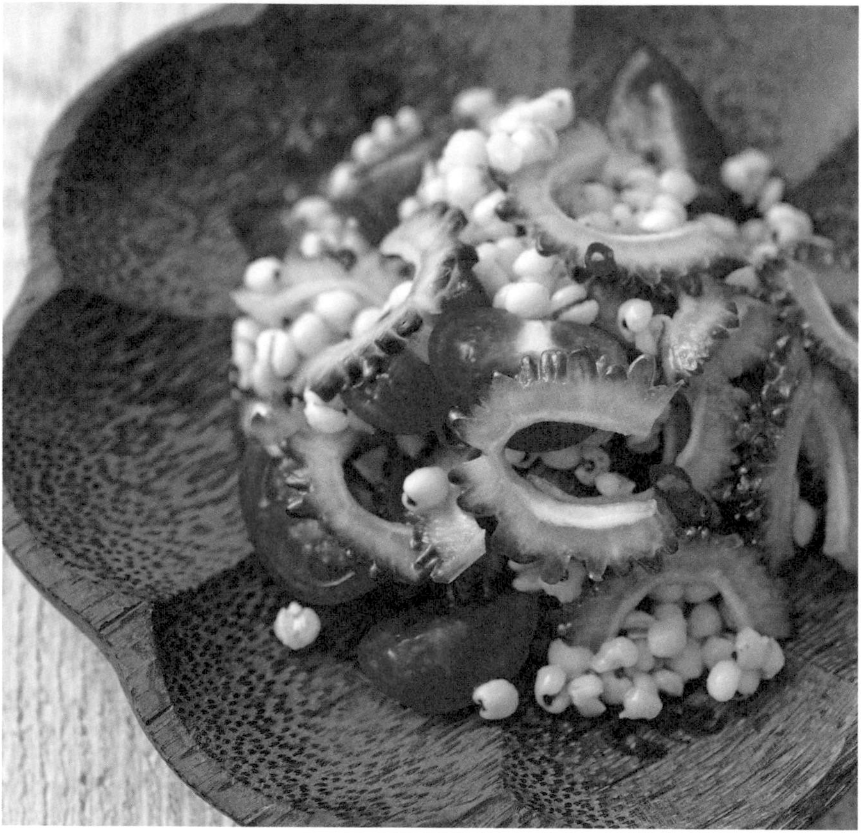

材料（2 人份）

山苦瓜……80g
薏仁……50g
小番茄……4 顆
醬料 ……紅辣椒切細 1/2 根份，大蒜末少許，砂糖 1/2 大匙，檸檬汁 2 小匙，魚露、麻油各 1 小匙

作法

1 山苦瓜去籽及瓜囊，切成薄片，用熱水汆燙一下。泡水待冷卻後，瀝乾水分。
2 薏仁泡水 1 小時後，用水煮到軟再撈起來。
3 番茄切成一半。
4 把醬料混合，加入 1、2、3 中拌勻。

醬油佐料拌茄子

用微波爐調理，大熱天裡做菜也輕鬆。

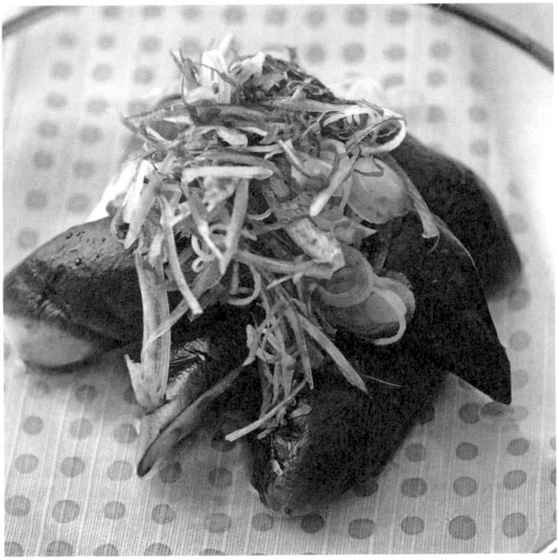

材料（2 人份）

茄子……3 條　蘘荷……1 顆
長蔥……4cm 的長段
綠紫蘇……4 片
醬料 ……2 小匙，醋 1 小匙，柚子胡椒少許

作法

1 茄子去蒂，用保鮮膜包起來，以微波爐加熱 3 分 30 秒。然後放涼後用滾刀切成塊。
2 長蔥切成蔥花，蘘荷跟綠紫蘇都切成絲泡水，之後瀝乾水分。
3 把醬料混合。
4 把 1 盛入容器裡，鋪上 2 再淋上 3。

中式甜醋醬菜

事先做好就很方便，最適合夏天的微辣醬菜。

材料（4 人份）

小黃瓜……2 根　鹽……1/4 小匙　麻油……1/2 大匙
紅辣椒……1/2 根　花椒……少許　薑片……4 片
醬料……醋 2 大匙，砂糖 1 大匙，醬油 1/2 大匙

作法

1 小黃瓜對半縱切，切成 3cm 的長段。抹鹽之後靜置 5 分鐘，擦掉滲出的水分。
2 薑片切絲，辣椒切成一半。
3 平底鍋倒入麻油加熱，加入 1、2、花椒拌炒。
4 把火關掉，加入醬料醃漬到冷卻。
※ 放在冰箱裡可以冷藏保存約 3 天。

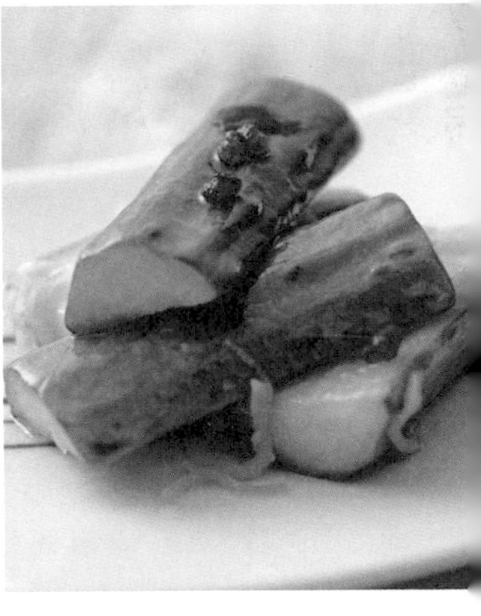

冬瓜炒豬肉

讓身體降溫的冬瓜，搭配豬肉來消除夏日暑氣！

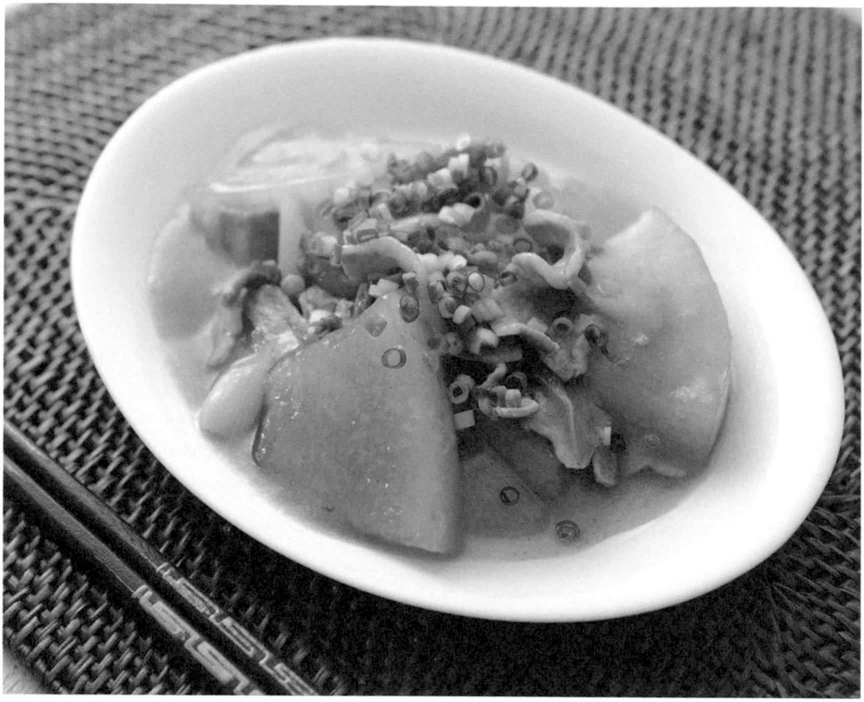

材料（2 人份）

冬瓜……300g　長蔥……1/4 根
薑片……2 片　豬五花肉片……100g
麻油……1 小匙　萬能蔥……2 根
太白粉……1/2 大匙　水……1 大匙
醬料 ……水 1 杯，酒 2 大匙，醬油 2 小匙，蠔油 1/2 小匙，鹽、胡椒各少許

作法

1 冬瓜去除瓜囊跟籽，削掉一層薄薄的外皮，切成較厚的 1/4 圓片。長蔥斜切，薑片切絲。
2 豬肉切成 4cm 寬。
3 平底鍋裡倒入麻油加熱，加入 2、1 中的長蔥及薑拌炒。接著再加入冬瓜一起拌炒。
4 加入醬料後蓋上鍋蓋，煮沸後調成小火再煮 15 分鐘。淋入太白粉液後再次煮沸。
5 盛入容器中，最後撒上萬能蔥的蔥花。

麻婆番茄

番茄＆滋補的蔬菜，做成一道適合夏天吃的中式熱炒。

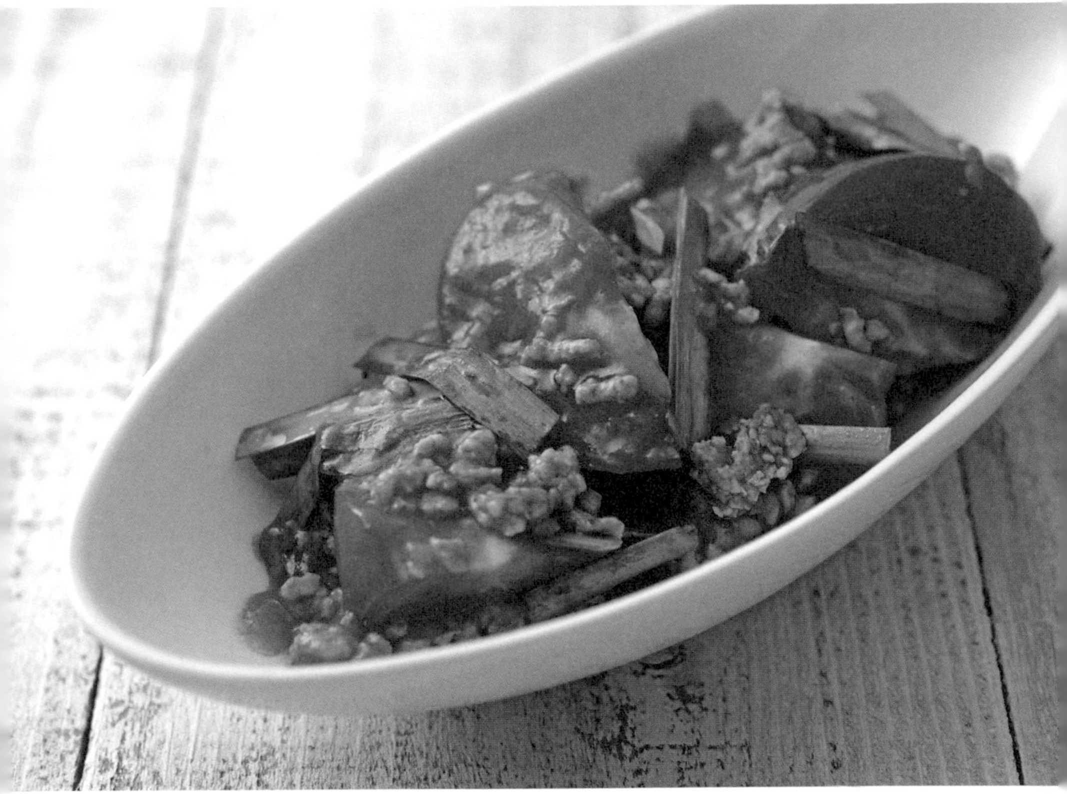

材料（2 人份）

番茄……2 顆　韭菜……30g
大蒜……1/4 瓣　長蔥……1/4 根
薑……1/2 小塊　豆瓣醬…1/3 小匙
豬絞肉……100g　沙拉油…1/2 大匙
太白粉……2 小匙　水……4 小匙
醬料 ……水 1/4 杯，酒 1 大匙，醬油 2 小匙

作法

1 番茄切成梳狀，韭菜切成 3cm 長段。大蒜、長蔥、薑各切成末。
2 平底鍋裡倒入沙拉油加熱，加入絞肉炒散後，再加入大蒜、薑、豆瓣醬、長蔥拌炒。
3 加入醬料煮沸後，加入番茄再煮一下。
4 3 煮沸後淋入太白粉液增加濃稠度，最後加入韭菜再煮沸一次。

酒粕燉菜

溶入暖透心的酒粕，口味也更濃醇。

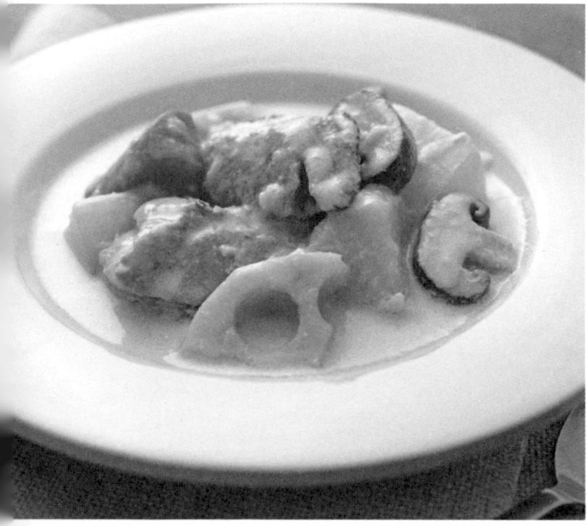

材料（2 人份）

新鮮鮭魚……2 片　酒粕……60g
牛奶……1/2 杯　蘿蔔……150g
馬鈴薯……（小）2 顆
紅蘿蔔……80g　長蔥……1/2 根
香菇……3 朵　奶油……2 小匙
鹽……1/2 小匙
高湯……1 又 1/2 杯

作法

1 鮭魚切成一口大小，放在竹篩上撒點鹽（標示分量之外），靜置 5 分鐘後淋上熱水。
2 酒粕泡在牛奶裡，變軟後拌勻。
3 馬鈴薯削皮後切半泡水。
4 蘿蔔、紅蘿蔔用滾刀切小塊，長蔥切成 3cm 長段，香菇去柄切半。
5 鍋子裡加入奶油融化後，加入 3、4 拌炒，倒入高湯後蓋上鍋蓋。煮沸後調成小火再燉 15 分鐘。
6 在 5 中加入 1 的鮭魚，再燉煮 7 ～ 8 分鐘。加入 2 後用鹽調味，再煮沸一次。

熱紅酒

具有保暖效果的熱調酒，
最適合寒冷的夜晚。

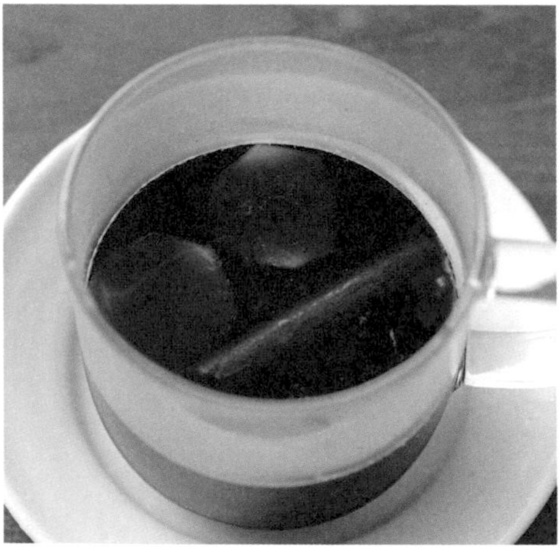

材料（2 人份）

肉桂棒……1 根　丁香……2 顆
砂糖……2 小匙　薑片……2 片
紅酒……1 杯

作法

1 把肉桂棒對折。
2 在小鍋子裡加入 1、丁香、砂糖、薑片，倒入紅酒後加熱到快沸騰。

洋蔥南瓜鹹派　以溫熱身體的南瓜為基底，輕輕鬆鬆燒烤鹹派。

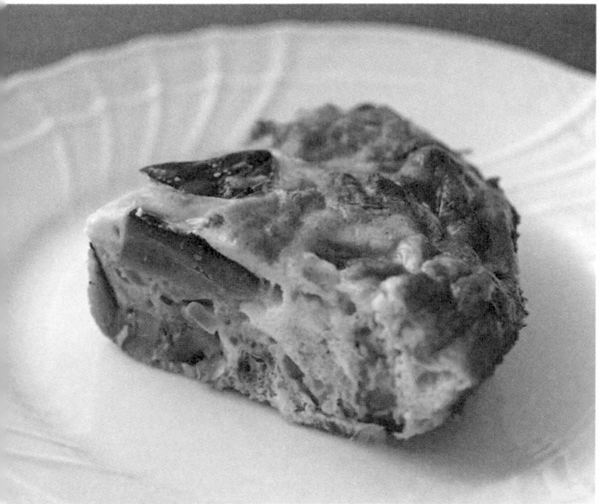

材料（4 人份，直徑 16cm 的派盤一份）

南瓜（去掉籽和瓜囊）……100g
洋蔥……1/2 顆　鴻喜菇……50g
奶油……2 小匙　鮮奶油……5 大匙
胡桃（烘烤過）……30g　蛋……3 顆
披薩用乳酪絲……50g
鹽、胡椒、肉豆蔻……各少許

作法

1 南瓜用保鮮膜包起來，以微波爐加熱 2 分鐘，再切成小塊。
2 洋蔥切丁，鴻喜菇去掉根部剝成小朵，胡桃切成粗末。
3 平底鍋裡溶入奶油，加入洋蔥炒到軟，接著加入鴻喜菇、南瓜拌炒，撒點鹽跟胡椒。
4 把蛋打散，加入鮮奶油、鹽、胡椒、肉豆蔻拌勻。
5 把 3 倒進派盤裡，撒上乳酪絲，再倒進 4。放入 200 度 C 預熱的烤箱，烤約 20 分鐘。

青蔥蛋花味噌湯

味噌也是暖身食材。冬天就要吃料多熱湯！

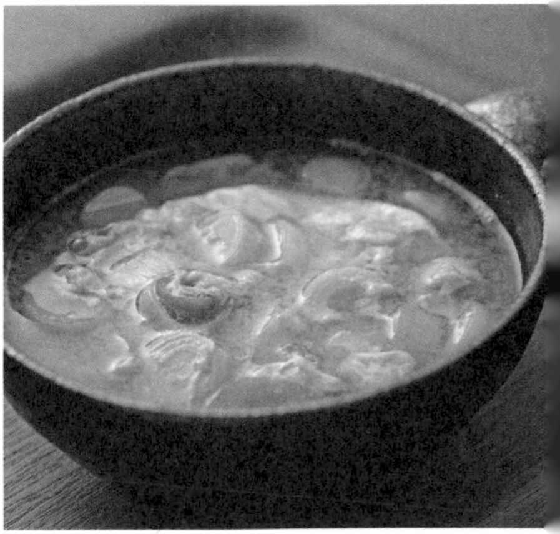

材料（2 人份）

長蔥……1/2 根　沙拉油……1 小匙
高湯……1 又 1/2 杯　蛋……2 顆
味噌……2 又 1/2 小匙

作法

1 長蔥切成蔥花。
2 鍋子裡倒入沙拉油加熱，加入 1 大火爆香。
3 加入高湯煮沸後，溶入味噌。
4 在 3 裡淋入打散的蛋液，再次煮沸。

泡菜炒豬肉

搭配辣椒的韓式泡菜，發酵食品也能促進血液循環。

材料（2人份）

豬肉片……150g　長蔥……1/4 根
鹽、胡椒……各少許
蒜苔……1 把（100g）
豆芽……100g　韓式泡菜……80g
麻油……2 小匙　醬油……1/2 大匙
醋……1 小匙　芝麻……少許

作法

1 豬肉切成 4cm 寬，撒上鹽、胡椒。
2 蒜苔切成 3cm 長段，長蔥斜切成薄片。
3 平底鍋裡倒入麻油加熱，放入 1 拌炒，接著加入 2 拌炒。繼續加入豆芽，然後依序是泡菜、醬油、醋拌炒後，最後撒上芝麻。

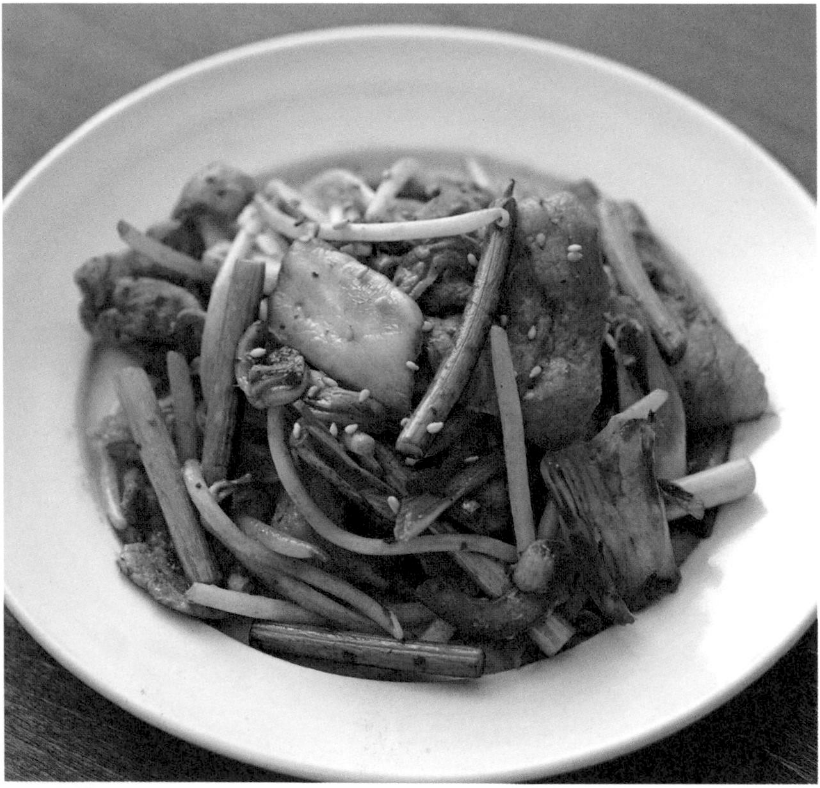

依照天氣冷熱選擇不同的飲料

要預防脫水必須要充分補充水分，這個觀念在這幾年來已經深植人心。尤其夏天真的熱起來時，一旦脫水還可能攸關性命。

多數人都喝什麼來補充水分呢？大量流汗時水分跟體內的礦物質會一起流失，為了補充這些礦物質所推出的，就是運動飲料。不過，運動飲料中通常也含有很高的糖分，要特別留意。一般來說，500毫升的運動飲料中大概含有30克的砂糖，也就是6支常見的條狀糖包，或是7顆半的方糖。這麼大量的糖，攝取時還是需要控制一下。

因此，盛夏大量流汗時，不如自製運動飲料。養生飲用醋像是梅醋，其中的鹽分裡含有很多礦

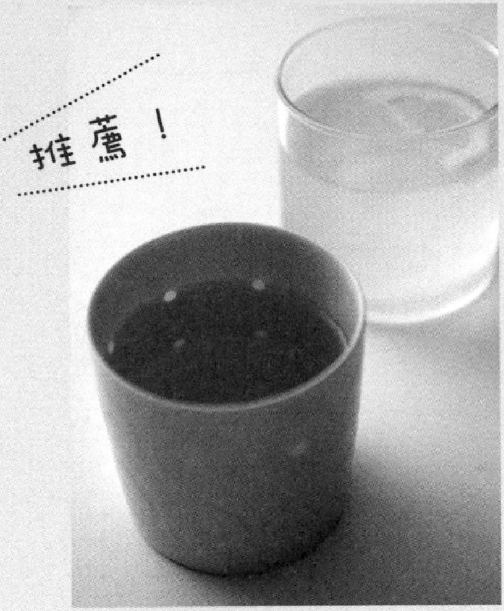

前方是簡單的湯品，後方則是自製運動飲料。紅薯醋或麴醋 50ml ＋梅醋、蜂蜜各 5 ～ 10ml，再用 500ml 的水稀釋。

物質，再加入蜂蜜或楓糖，用水稀釋。

醋裡富含能消除疲勞的檸檬酸，另外不用砂糖，而改加蜂蜜或楓糖，可以同時補充礦物質而不只是甜味。

夏天暑氣重的時候，建議可以喝點帶酸味的湯品。在高湯裡各加入少量的醬油、醋、味醂，富含氨基酸的高湯會實際讓身體感覺到很容易就能吸收。

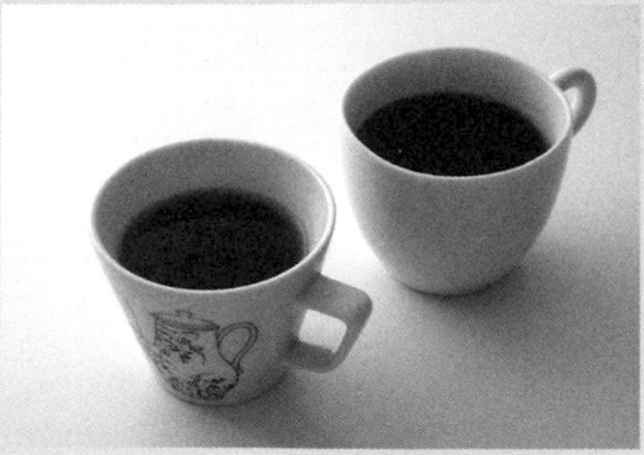

平常經常喝的咖啡、紅茶，其實都是典型會讓體質變冷的飲料。搭配吃的甜食也會讓身體變冷。

反過來說，冷的時候要攝取能暖和到體內深處的食物。像是使用大量根莖類蔬菜的湯品，或是肉桂茶、熱薑汁汽水等，都能讓身體暖呼呼。

各類食材方便好用筆記！

（依照首字筆畫排列）

3畫

小黃瓜……身體降溫

小松菜……改善貧血

小芋頭……利尿作用

小魚……預防情緒焦躁

大蒜……增進食慾／促進血液循環／消除疲勞／提升免疫力

干貝……消除疲勞

山麻……消除眼部疲勞

山藥……利尿作用

山苦瓜……身體降溫／利尿作用

4畫

牛肉……鎮靜作用／改善貧血

牛奶……健胃效果／整腸作用

牛蒡……改善便祕

5畫

可可亞……舒緩緊張情緒

白肉魚……健胃效果／整腸作用

白菜……健胃效果

冬瓜……利尿作用／身體降溫

6畫

肉桂……促進血液循環／健胃效果

肉豆蔻……促進血液循環／放鬆效果

西芹……穩定精神

百里香……殺菌作用／消除疲勞

羊栖菜……改善貧血／改善便祕

7畫

杏仁……促進血液循環

豆渣……改善便祕

豆漿……健胃效果／整腸作用

豆類……改善便祕

肝臟……改善貧血

8畫

咖哩粉……增進食慾

奇異果……預防風寒／護膚效果／消除疲勞

芝麻……改善肩頸僵硬／增進食慾／預防文明病／護膚效果

昆布……鎮靜作用

青花魚……活化視神經細胞

青花菜……消除疲勞

乳酪……改善肩頸僵硬／鎮靜作用

果乾……改善便祕

長蔥……殺菌作用／滋補強身／鎮靜作用／消除疲勞／改善失眠／身體保暖

9畫

紅酒……身體保暖

紅豆……利尿作用

柳橙……預防風寒／護膚效果／消除疲勞

南瓜……身體保暖

洋甘菊……舒緩緊張情緒／鎮靜作用

洋蔥……滋補強身／消除疲勞

胡桃……身體保暖／放鬆效果

茄子……身體降溫／消除眼部疲勞

韭菜……促進血液循環／消除疲勞

紅蘿蔔……健胃效果／身體保暖／提升免疫力

香蕉……改善便祕

柑橘……預防風寒／消除疲勞／護膚效果

柚子胡椒……增進食慾

10畫

海瓜子……改善貧血

海帶芽……改善便祕

烏龍麵……舒緩腹瀉

馬鈴薯……身體保暖／放鬆效果

納豆……促進血液循環

11畫

乾蘿蔔絲……改善便祕

麻油……增進食慾／預防文明病／護膚效果

甜椒……消除眼部疲勞／促進血液循環

魚漿片……舒緩腹瀉

豬肉……增強活力／提高代謝／消除疲勞／身體保暖

12畫

菇類……改善便祕

番茄……身體降溫／健胃效果／強化黏膜／提升免疫力

13畫

葛粉……解熱作用

葡萄柚……預防風寒／護膚效果／消除疲勞

蜂蜜……喉嚨消炎

萵苣……鎮靜作用

14畫

綠紫蘇……增進食慾

蒟蒻……改善便祕

酸橙……預防風寒／增進食慾／消除疲勞

蒜苔……身體保暖

綠茶……放鬆效果

15畫

醃梅乾……舒緩腹瀉／增進食慾

醋……身體降溫／增進食慾

蓮藕……滋補強身／消除疲勞

16畫

蕪菁……促進消化

番薯……改善便祕

17畫

鮭魚……身體保暖

鮭魚卵……消除壓力／預防老化

韓式泡菜……身體保暖

優格……改善便祕

薑……健胃效果／促進消化／促進血液循環／身體保暖／提升免疫力

薏仁……身體降溫

薄荷……改善鼻塞／鎮靜作用／消除疲勞

18畫

雞肉……健胃效果／整腸作用

藍莓……消除眼部疲勞

檸檬……預防風寒／增進食慾／消除疲勞

19畫

羅勒……提升免疫力

20畫

蘋果……促進消化

21畫

蘘荷……增進食慾

22畫

鰻魚……滋補強身／消除疲勞

23畫

蘿蔔……促進消化／增進食慾／喉嚨消炎／身體保暖

身體文化 CSC0133

撫慰身心、恢復健康的 100 道特效食譜

——日本醫學博士石川みずえ親身實踐！改善體質，擺脫小病痛！

ちょっと具合のよくないときのごはん

作　　者 —— 石川みずえ、岩崎啓子
譯　　者 —— 葉韋利
主　　編 —— 陳慶祐
責任編輯 —— 張沛榛
執行企劃 —— 林倩聿
封面設計 —— 比比司設計工作室
內頁設計 —— 葉若蒂
董 事 長
總 經 理 —— 趙政岷
總 編 輯 —— 周湘琦
出 版 者 —— 時報文化出版企業股份有限公司
10803 台北市和平西路三段二四〇號二樓
發行專線 ——（〇二）二三〇六一六八四二
讀者服務專線 ——〇八〇〇一二三一一七〇五
（〇二）二三〇四一七一〇三
讀者服務傳真 ——（〇二）二三〇四一六八五八
郵撥 —— 一九三四四七二四時報文化出版公司
信箱 ——台北郵政七九～九九信箱
時報悅讀網 ——http://www.readingtimes.com.tw
流行生活線臉書 ——https://www.facebook.com/ctgraphics
電子郵件信箱 ——books@readingtimes.com.tw
法律顧問 ——理律法律事務所　陳長文律師、李念祖律師
印　　刷 ——詠豐印刷股份有限公司
初版一刷 ——二〇一六年二月十九日
定　　價 —— 新台幣 二六〇 元

⊙行政院新聞局局版北市業字第八〇號

ISBN 978-957-13-6507-7
Printed in Taiwan

國家圖書館出版品預行編目 (CIP) 資料

撫慰身心、恢復健康的 100 道特效食譜：日本醫學博士石川みずえ親身實踐！改善體質，擺脫小病痛！/ 石川みずえ, 岩崎啓子著；葉韋利譯. -- 初版. -- 臺北市：時報文化, 2016.02
面；　公分. -- (身體文化；133)
譯自：ちょっと具合のよくないときのごはん
ISBN 978-957-13-6507-7(平裝)

1. 食療　2. 食譜

418.91　　04027982